Jeff Galloway
跑步創傷治療手冊

Jeff Galloway
跑步創傷治療手冊

Jeff Galloway
David Hannaford

合著

尹芳 譯

商務印書館

Original Edition @ 2010 by Meyer & Meyer Sport (UK) Ltd.

Chinese right is authorized by Meyer & Meyer Verlag, Germany.

特別鳴謝本書圖片由香港中文大學賽馬會運動醫學及健康科學中心提供

Jeff Galloway 跑步創傷治療手冊

作　　者：Jeff Galloway, David Hannaford

翻　　譯：尹　芳

責任編輯：林婉屏

封面設計：楊愛文

出　　版：商務印書館 (香港) 有限公司
　　　　　香港筲箕灣耀興道 3 號東滙廣場 8 樓
　　　　　http://www.commercialpress.com.hk

發　　行：香港聯合書刊物流有限公司
　　　　　香港新界大埔汀麗路 36 號中華商務印刷大廈 3 字樓

印　　刷：中華商務彩色印刷有限公司
　　　　　香港新界大埔汀麗路 36 號中華商務印刷大廈 14 字樓

版　　次：2014 年 10 月第 1 版第 1 次印刷
　　　　　© 2014 商務印書館 (香港) 有限公司
　　　　　ISBN 978 962 07 3432 8
　　　　　Printed in Hong Kong
　　　　　版權所有　不得翻印

目　錄

Chapter 1　Jeff Galloway 30年的無傷經歷

Chapter 2 David Hannaford 醫生的足傷病治療

Chapter 3 Jeff Galloway 的傷病預防工具

Chapter 1

Jeff Galloway
30 年的無傷經歷

前言：
為何會受傷，
又如何避免受傷？

　　我在 50 多年以前真正邁出了改變人生的第一步：開始跑步。13 歲的我，又胖又懶，參加了學校的一個體能訓練課，原本以為跑步定必令我受傷，那麼我就能在 10 週像懲罰一樣的訓練後退出了。令我意外的是，我竟然在過程中或跑步後感覺良好，甚至乎比當天任何時間都更加精力充沛、態度積極。因跑步而結識的新朋友們充滿活力、頭腦清醒、風趣幽默。在我突破了距離障礙時，發現了正面的感覺和從未體驗過的積極想法。當我以正確的方式跑步時，我體驗到了自由的感覺和美妙而獨特的快樂。跑步助我成為一個快樂的人。

　　我開始對跑步和競賽產生興趣。但男性的自我和荷爾蒙令我陷入一系列的疼痛和傷患之中。我既不想放棄美妙的體驗卻又缺乏洞察力，常常已經受傷了卻還否認。偏要在肌肉和肌腱等都無法使用後，我才不得不在多跑幾次後勉強停下來。最糟糕的是每個跑步"假期"（約每 3 到 4 週）的心理低落感，令我快樂的安多酚減少了，因此我更想減少受傷的可能性，而本書就涵蓋了我對此類問題的最新見解。

　　在 1978 年時，我面對着自己將永遠無法跑得像頭 20 年那樣快的事實，於是我訂下了新目標：不要過度受傷。我也很驕傲的告訴大家，在過去的 30 多年中我

做到了。你其實也能避免受傷的,在本書中,我會講述令本人和 25
萬客戶在大多數沒有醫生指導的情況下無傷跑步的原則和步驟。

大多數跑步者每星期都會有一些疼痛或受傷的問題,或者還會
質疑自己是否受傷。我的建議則適用於所有的跑步者。請從成功治
癒過受傷運動員的醫生那裏獲取醫療意見。大衛・漢諾福(David
Hannaford)醫生是我所有有關跑步問題的首選醫生。我在太浩
(Tahoe)跑步退出的時候,親眼看到他一次又一次的診斷和治療常被
其他醫生忽略的傷患,他和我一樣對跑步上癮,並且希望每一位受傷
的跑步者能夠儘快回到跑道上恢復跑步。他非常擅長將自己的知識傳
播給不懂醫學的普通人。

我們倆都希望你們了解受傷的背後原因以及如何避免受傷。很多
成功的方法可以預防受傷以及治療受傷。我們希望你們可以全盤掌握
自己的病情。

受傷的原因

我們的身體本來就是設計來跑步和走路的,通過不斷的訓練,就
更能承受壓力和表現得更好。有規律地從小範圍慢慢增加負荷,配以
恢復期,就能促進和增強身體的重建能力。休息是非常重要的,因為
它存在於恢復期,也就是身體開始重建的時候。

然而我們每一個人都有自己的"弱線",令鍛煉添加壓力。"弱線"
是我們開始一個新活動、增加訓練,以及艱苦鍛煉後因休息不足而產
生疼痛的區域。有時候,止痛荷爾蒙如安多酚等,會把傷害掩蓋了。
更常見的是鍛煉者們否認、忽略了受傷刺激的發病徵兆,持續訓練直
至傷患變得更嚴重。

其實我們只需依照以下簡單模式,就能保持進步、避免受傷:

1. 慢慢地增加訓練,讓肌肉組織只出現一點點受損;
2. 在鍛煉後得到充分休息的情況下,讓肌肉、肌腱、心血管系

統重建及重組，令其能應付更高水準的訓練；

3. 平衡鍛煉和休息，令身體各個部位持續有組織、有效率地逐漸適應變化。

小貼士

跑步改善可持續，如果你能……
- 沒有太不自量力
- 有規律地進行鍛煉
- 在劇烈運動後得到充分的休息

小心對待你的"弱線"

　　跑步者和健步者經歷的疼痛大多數位於他們的"弱線"區域：肌肉、關節、肌腱等，因應活動的幅度而產生更多壓力。一般鍛煉時產生的肌肉、肌腱微損傷代表受傷過程的開始，因為這些關鍵部位的持續運動／刺激產生集中性的壓力。在時間較長或速度較快的鍛煉過程中，特別在後三分之一段的鍛煉中，此類微損傷的數量會上升。但在大多數情況下，鍛煉後的休息期可以令絕大部分或所有此類創傷癒合。

常見的弱線

- 關節 —— 膝關節、髖關節、踝關節
- 肌肉 —— 小腿肌肉、膕繩肌、股四頭肌
- 肌腱 —— 跟腱、膝蓋肌腱、腳踝肌腱
- 韌帶 —— 尤其是關節和足部附近的韌帶
- 骨骼 —— 足部和腿部的骨骼
- 神經組織 —— 足部和腿部的神經組織
- 足 —— 任何可能過度受壓的區域

　　因為人體有許多止痛機制（包括安多酚），往往在鍛煉中或剛結束鍛煉時不太能感受到劇烈的疼痛，從而會暫時掩蓋一些症狀。然而，如果在一個區域累積了嚴重的大面積纖維斷裂，你的身體所產生的創傷遠超過自體 48 小時的自癒程度時，就麼就代表 —— 你受傷了。

為甚麼輕微拉傷會累積？

- 經常使用
- 曾經受傷
- 速度訓練
- 參與太多比賽
- 動作異於正常
- 運動量忽然加大
- 鍛煉間歇休息不足
- 跑步中的健步間歇不夠
- 伸展（是的，伸展也會造成許多創傷）
- 體重超重

常見的受傷原因

　　在生理上，如果是經常使用同一塊肌肉、肌腱或關節而不休息的話，就會很快疲勞，降低鍛煉潛力。當肌肉極度疲勞而持續跑步、健步時，會大大增加輕微拉傷的程度，成為受傷的主要原因。

　　通過保守地控制步速、又早又多地插入健步間歇能令你全盤掌握疲勞的過程。你能為肌肉注入力量以維持它們的韌性和能力；這樣還能降低肌肉組織損傷的風險，顯著地減少因為累積傷害而導致受傷。以下這些 "工具" 能令你控制自己的疼痛：

- 長距離跑步的步速太快（見第 202-204 頁）
- 速度訓練小節對於目前的能力來說過快（見第 202-204 頁）

- 炎熱天氣下的步速太快（見第 138-139 頁）
- 突然加快速度或加大跑步距離（見第 14-15 頁）
- 每週休息日的數量不夠（三天能降低大部分的受傷幾率）
- 不早點使用健步間歇，或健步間歇總是不夠（見第 200-202 頁，受傷的頭號原因）
- 伸展運動會造成許多創傷、也會加劇許多創傷，要特別小心
- 變換跑步姿勢或技巧（見第 10 頁）
- 跑鞋：不是受傷原因，但會加劇弱線（見第 207-210 頁）
- 從磨損的舊鞋更換到新鞋
- 創傷：在傾斜或不平的表面跑步、從路沿跑下來、掉到坑裏等。儘管極少發生，但還是小心為上。

加劇的因素

- 舊患：尤其是事故創傷，因美式橄欖球、美式足球、滑雪等曾受傷，傷患可能沒有完全康復。大多數情況下，調整訓練可以使長者繼續跑步／健步運動。

注意：研究顯示跑步者比非跑步者在幾十年後，關節更健康、骨骼問題更少。請閱讀《不受傷，跑到100歲》查找更多訊息。

- 體重 —— 每年平均增加 5 磅以上會為關節、弱線等施加更多壓力。加入較為頻繁的健步間歇就能顯著降低體重壓力。
- 速度 —— 速度訓練和頻繁的比賽會顯著加大弱線的壓力。取締速度訓練就能大大降低受傷風險。當我輔助客戶時，我發現在大多數情況下的個人調整可以讓他們從事某些形式的訓練，同時還能管理受傷風險。
- 步幅長度 —— 較長的步幅會增加風險。如果你能加快跑步節奏或轉彎的話，較短的步幅就不會降低跑步速度。

- 從地面彈起 —— 彈起的高度越高，肌羣衝擊受到的壓力越大，着陸時吸收的衝擊力就越多。因此可與地面保持低一點的高度，輕觸碰地面便可。
- 伸展 —— 我已從幾千個跑步者那裏聽説他們因為伸展而受傷或加劇受傷。整體而言，我不太推薦伸展運動。然而也有些個案是受益於特定的伸展動作的。如果你要選擇伸展的話，就務必小心。一般情況下，伸展運動並不推薦用於跑步熱身或跑步結束後。嘗試伸展緩解疲勞引起的緊張感往往會導致受傷或延長恢復時間。

注意：髂脛束受傷患者常常通過一些特定的伸展動作得到紓緩，伸展也可當為一種 "快速修復" 的方式令你繼續跑步。縱然如此，做伸展運動的時候還是要小心。泡沫滾珠療法（Foam Roller Treatment）已經成為一種模式，為此種傷患加快癒合時間。我們的官網（www.jeffgalloway.com）上有幅圖顯示了它的使用方法。

- 當受了傷時還持續進行鍛煉的話會在幾分鐘內加速傷勢惡化。如果有跡象顯示你已受傷，最好的辦法一般來說還是立即停止運動。
- 避免進行那些會惡化弱線的運動。
- "腳趾伸展"——大家每天都應該做這項練習來減少或降低腳底筋膜受傷或其他足部問題的風險。把腳背打直，伸縮腳部前方和中部區域的肌肉。這項練習可以強化很多提供額外支撐力的足部肌羣。

如何得知自己受傷？

當你感知自己有可能受傷的時候還持續運動，只會把你置於延長跑步中斷期的極大風險之中。據我監察，大多數情況下，當我懷疑某處受傷的時候，往往就是真的受傷了。敏感地對待你的弱線。當你注意到以下任何一種徵兆時，中斷跑步，至少休息 1-2 天：

- 發炎 —— 水腫、膨脹或增厚
- 功能缺失 —— 某塊區域無法正常運作或移動
- 疼痛 —— 如果跑步熱身和慢步均不能減少疼痛，或疼痛加劇，<u>立刻停止</u>！

休息 5 天不跑步也沒甚麼損失

在痊癒的休息期間保守一點也無傷大雅。即使受傷初期多休一天，你也不會失去甚麼。但如果繼續帶傷訓練，克服一天的疼痛也許都會令你增加以週或以月計的恢復時間。

快速採取行動能降低所需康復時間

輕微的損傷也許只需要中斷跑步一日。但隨着疼痛程度增加，受的傷也許更多，所需康復時間便越多。

如何降低受傷率

- 從跑步伊始就插入健步、拖步間歇
- 每隔一天再訓練（受傷機率最低）
- 避免跑步速度過快或從輕柔的慢跑轉為激烈的快跑
- 不要伸展（除非特定的伸展動作對你有效且不會令你受傷）

如何保持體型

- 如果你能把跑步控制在不進一步刺激受傷的門檻以下，許多受傷就能在繼續跑步中慢慢癒合。和你的醫生談談這個問題，確保癒合已經開始以及你在繼續跑步時並沒刺激傷患。
- 交叉訓練 —— 選擇一項不會惡化傷患的活動。健步和水中跑步是保持跑步調節性最好的活動。計劃一段長距離的健步 / 水中跑步，其距離等同於你的長跑（水中跑步的時間和目前長跑的時間一樣），就能保持現有的耐力。有的跑步者已能通過一週一次水中速度跑步訓練來保持速度調節性。

- 游泳、踩單車等有利於整體健康，但對跑步者來說沒有直接的好處。
- 應避免任何會刺激到傷口活動。
- 如果你能健步走，每隔一天健步至少一個小時。

如何回到訓練

- 向醫生核實，確保你在重新恢復跑步時，傷患得到足夠的時間癒合。
- 保持不作出過度的刺激。你希望看到的是一週的進步，疼痛遞減。
- 和醫生保持聯繫，在懷疑自己可能惡化受傷的時候向醫生提問。
- 如果患處情況惡化，又或已跛行的話，停止運動。以非正常的方式來跑步只會導致其他部位出現更嚴重的創傷。
- 如果你還沒運動，就從健步開始，逐漸增加到 30 分鐘一次。
- 健步中插入跑步小節（跑 5-10 秒，這分鐘剩下的時間則步行）。如果發現傷痛沒有加劇，你就可以在跑步小節裏增加 5 秒鐘，同時健步小節裏減少 5 秒鐘 —— 每組比率應持續 3 次鍛煉再調整。
- 避免做任何可能令患處惡化的事情。
- 第一次增長要放在長跑中，每隔一週延長 5 到 10 分鐘。從第一個月起保持以走為主的跑—走—跑的比率，然後慢慢遞減健步走的比率。

跑步姿勢錯誤導致受傷

當人體調節到跑步的狀態時，長距離和費力的鍛煉或比賽能令我們的跑步姿勢失準。因為人體無法適應這些 "搖擺"，弱線便會受到刺激。而持續使用非習慣的運動範圍就會導致受傷。以下是此類常見的創傷。更多訊息請查閱《半程馬拉松》(*Half Marathon*)、《Galloway 的 5K / 10K 跑》(*Galloway's 5K / 10K Running*) 以及《跑步 —— 全年計劃》(*Running—A Year Round Plan*)。

解決因姿勢不當而引致的傷害

- 下背受傷 (Lower back) —— 因身體前傾、步幅過大和缺乏健步間歇引起
- 頸痛 (Neck pain) —— 因身體前傾、頭太向前或太向後引起
- 膕繩肌痛 (Hamstring pain) —— 因跨步過大、伸展引起
- 脛前 (Shin pain on front) —— 因步幅過長，尤其是下坡或跑步結尾的時候步幅過長引起
- 脛內 (Shin pain on inside) —— 因過度內旋引起
- 腳跟受傷 (Achilles) —— 因伸展、速度訓練和過度內旋引起
- 小腿痛 (Calf pain) —— 因伸展、速度訓練以及健步間歇次數不夠引起
- 膝蓋痛 (Knee pain) —— 因健步間歇少和過度內旋引起

拖曳步伐

最有效率、最輕柔的跑步姿勢是 "拖步"：讓腳貼着地面拖着走，以小的步幅輕輕觸地。當跑步時以最輕鬆的拖步範圍移動時，腳踝工作繁重，但小腿肌肉幾乎不怎麼需要用力。但是，如果更拼命地踏腳、彈跳更猛和步幅增加往往就會造成更多的疼痛和傷害。

速度訓練增加受傷風險

時間目標型跑步者需要在一些鍛煉中跑得更快，這就意味着他們

需要增加步幅長度、加大彈跳以及加快踏腳。通過逐漸增加速度訓練的強度（輔以足夠的休息間歇和休息日），儘管雙腳和雙腿均能適應，但仍存在受傷風險。小心對待你的弱線，一旦發現有可能受傷的跡象，就不要繼續跑步了。

正確姿勢減少痛楚

姿勢是個人問題。我從合作過的大多數跑步者中發現直立的姿態（似"扯線木偶"）永遠是最佳的。跑步者身體前傾時可能會出現下背痛和頸痛。只有極少數自然前傾的跑步者毫無問題，在這種情況下，他應按照最自然的姿態跑步。

建議：令跑步更順利，減少對弱線的刺激

- 腳 —— 只離地高一點，輕觸地面。
- 彈跳時離地量不超過一英吋。
- 以雙腳感覺自然的方式移動。若傾向於用腳跟着地或向前翻滾，照做。
- 若有移動控制問題，一個腳部裝置能稍微將動作矯正，令人動作一致，避免刺激弱線，因此一對支撐性的跑鞋也是必要的。
- 腿 —— 保持跨步輕柔，令雙腿肌肉保持放鬆。一般而言，如果你想提高速度，最好跨步較小並關注更快轉向。
- 水中跑步有助於消除因腳腿的快速翻轉和轉向而導致的傷痛。採用漂浮裝置在深水區裏跑步，這樣雙腳就不會觸碰池底。即使一週一次、一次只有 15 分鐘也是有益的。

肌肉抽筋？

大多數的跑步者總會經歷至少一次偶發性抽筋。肌肉收縮常常出現在腳或小腿肌肉上，有時在跑步或健走中，也有時會在跑步或健走

之後襲擊幾次。肌肉抽筋則常發生在夜晚，有時則在下午或晚上坐在桌子旁邊或正看電視的時候。如果跑步中發生嚴重的肌肉抽筋，必須停止跑步或大幅度降低速度。藥物尤其如 satin drugs 等常常會令你在運動中抽筋。如果這是令你肌肉抽筋的可能誘因，請和你的醫生談談——也許有一種藥可以令你跑步全程無抽筋。有種叫 Succeed 的非處方藥證實非常有效。

抽筋的嚴重程度會變化。大多數的抽筋是溫和的，但也有抽筋厲害到令肌肉停止工作，即使停頓下來也很痛。輕柔的按摩可以放鬆肌肉，令它恢復正常。根據我的經驗，伸展往往會加重抽筋所帶來的損傷，拉傷肌肉纖維。

大多數抽筋源於肌肉的過度使用——尤其在溫暖的天氣裏運動過多，常常把自己迫到極限。對照訓練日誌中的跑步和鍛煉步速以及距離，看看自己是否跑得過遠、過快，或者兩者皆有。天氣酷熱時要記得調速：在（華氏）60°F 以上時，氣溫每上升 5°F，一英里慢 30 秒鐘；或（攝氏）14°C 以上時，氣溫每上升 2°C，1 公里慢 20 秒鍾。

持續跑步會令抽筋上升。更頻繁的採用健步間歇就能減少或消除抽筋。許多過去抽筋的跑步者，在長跑和快跑的 1 到 3 分鐘後用 1 分鐘的健步間歇就令抽筋停止了。

炎熱的天氣裏，好的電解質飲料（在一天中消化，在長跑或艱苦跑步的後 24 小時內消化）有助於替代人體出汗所損失的液體和電解質。我的經驗中 Accelerade 是最有效的。一整天裏，建議每 2 到 4 個小時飲用 6-8 盎司。

在超級長的行山、健步或跑步中（特別是天氣炎熱的時候），持續出汗會把你體內的鈉降到非常低的水平，更快誘發疲勞性抽筋。如果常常發生疲勞性抽筋，一顆緩衝鹽片（salt tablet）就能幫上忙——比如像 Succeed 產品。若你有血壓或其他有關鈉的問題，應先讓醫生檢查一下。

幾種應付抽筋的方法

1. 採取較長和較溫和的熱身運動；
2. 縮短跑步小節 —— 或採用更多的健步間歇；
3. 降低健步速度，健步更多；
4. 天氣炎熱、潮濕時，縮短跑步距離，作為保養式跑步；
5. 跑步分段為兩部分 (但不適用於長跑或速度訓練)；
6. 小心任何會導致抽筋的運動；
7. 長跑鍛煉中服用一片緩衝鹽片 (遵照標籤上的使用說明)；
8. 蹬步時不要太辛苦或彈跳距離地面太高；
9. 炎熱天氣進行速度鍛煉，休息時多走路。

一些能預防、治理創傷的練習

足底筋膜 (Plantar Fascia) 和腳傷—腳趾伸展

這能加強足部的許多肌肉，改善有力的踏步，減輕腳的疲勞感和腳步的損傷。腳背打直，伸縮腳部的肌肉令腳趾蜷曲。保持肌肉拉伸直到腳部抽住。該動作可以穿鞋或赤腳完成，一天 15 到 20 次。

背部和肩膀酸痛 —— 手臂跑步 / 壓縮

每隻手各持一個啞鈴 (手能承受的重量)，以跑步中可能會使用的姿勢移動得稍稍誇張一點，一組 10 個 (一左一右等於重複一次)。挑選的重量要足夠沉到令你感到肩膀和頸部的肌肉已經加強，但不必掙扎着完成最後兩個重複動作。

髂脛束 (I-T Band) —— 泡沫滾軸 (Foam Roller)

這是我找到的唯一可以加速髂脛束癒合的療法。用一個圓柱形的泡沫密滾軸。側躺在一邊感受到髂脛束疼痛的地方，身體壓在滾軸上，用雙手移動你的身體令滾軸從疼痛位置的下方移到上方。跑步前滾 5 分鐘，跑步後滾 5 分鐘，夜晚睡覺前再滾 5 分鐘（也許是最有效的）。

冰塊按摩腳後跟和其他緊貼皮膚的跟腱

用一個紙杯或保麗龍（Styrofoam）杯結冰。撕掉頂部的外殼，形成冰棒的樣子。以冰塊按摩跟腱持續 15 分鐘。療程結束後，冰塊按摩的區域應該感到麻木。

夜晚的治療也許有幫助

專家們告訴我大多數癒合都是一夜之間完成的。如果你能在睡覺前執行其中一項療法，也許會加速癒合過程。

預防因高速而受傷

跑得比當天的"舒適"配速快就會增加受傷風險。速度鍛煉或比賽中跑得越遠和越快，風險越大。但是，因為你必須在某些鍛煉中跑得更快來令比賽時跑得更快，以下是一些降低風險的方法。

全面熱身

1. 健步 3 分鐘。

2. 然後，跑步加健步 10 分鐘，比你平時跑步中所用的健步間歇要多得多。比如平時你採用的比率是 3：1，那麼首 10 分鐘就採用 1：1（即跑一分鐘、走一分鐘）。

3. 接着，跑 5 分鐘，先以慢速起步，逐漸把速度加快到普通短跑的速度。

4. 最後，做 4 到 8 組加速滑行練習：緩慢地跑 15 步，再以加快一點跑 15 步，用 15 步的方式漸漸加速到鍛煉配速，然後以 30 到 40

步不費力的滑行到慢跑的速度。接着健步或慢跑 30 到 60 秒，重複之前的動作（重複配速，speed repetition）。做完 4 到 8 組上述練習後，健步 2 到 3 分鐘再開始鍛煉或準備比賽就位。

- 容易進入當天的速度。首次重複跑的時候，配速比你在鍛煉的中段慢 15 秒 / 英里。比賽中的首英里跑步配速要比你的目標配速慢 15 到 30 秒。
- 從開始加入健步間歇。健步間歇會根據配速和比賽距離或重複距離進行調整。更多訊息，請查閱我的書《跑步 —— 測試你自己（1 英里，2 英里，5 公里，1.5 英里）》、《蓋洛威的 5 公里 / 10 公里跑步》、《半程馬拉松》和《跑步 —— 全年計劃》。
- 在不斷的加速中以健步來恢復。健步的多少可以根據目標比賽的距離和配速進行調整。如果你早就覺得有需要的話，多了幾處不同以往的疼痛或者氣溫在 70˚F（21˚C）以上，多走一些總是不怕犯錯的。
- 絕對不要在疼痛、腫脹或失調的時候跑步。走幾分鐘以後，如果疼痛消失，小心地恢復煅煉。若已經開始跛着的話，立即停止。
- 累了也要保持平穩。若因疲勞而改變跑步姿勢，則降低跑步速度。
- 最後一次重複的配速要比中段重複的配速慢 15 秒 / 英里。
- 禁止進行太多速度鍛煉、比賽或快速跑。

如果你能敏感地對待自己的弱線，採取恰當的健步間歇 / 休息日，在受傷的時候停止訓練，治療受傷的身體，也許就能避免所有嚴重的傷害。這也是跑步所賦予我們最大的收穫，享受每一次跑步吧！

Chapter 2

David Hannaford
醫生的足傷病治療

大衛・漢諾福醫生 (David Hannaford)

關於傷病清單

此傷病清單是我醫治運動型損傷時最常到見的，還有許多較少見的傷病並沒有包括在內。而當中所推薦的療法也不是完整的，隨着時間的推移，治療方法也會發生變化。這裏採用的方法是從運動足病醫生的角度來推薦的，也許其他醫療界人員會提倡不同的療法。我儘量把大多數其他專業療法也囊括進來，但仍或許有所疏漏。

當然，最好還是常向專業人士尋求幫助，以確診並排除產生併發症的可能；尤其在傷勢和本書中的描述並不吻合或者疼痛很劇烈的時候。

區域1—腳和腳趾
The Foot and Toes

腳趾甲 ── 變色的腳趾甲
Toe Nails – Discoloured Toe Nails

腳趾甲創傷（Toe Nail Trauma）

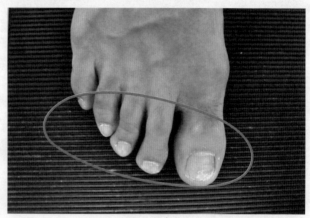

* 圖片顯示僅為患處位置，而非傷患情況

疼痛位置

- 趾甲甲床附近任何地方都有可能產生疼痛。大多數情況下，腳趾甲的末端會感到痛楚。

疼痛描述

- 跑步中產生輕微至中度疼痛，運動結束後痛感加劇，夜間可能會發生抽動。

生理結構簡介

- 趾甲是直接附着在甲床上的，不能在皮膚上滑動，而皮膚和趾甲是作為一個整體一起向前移動的。

- 當趾甲受壓、被拉扯、或者向上翹起時，會造成趾甲和甲床分離，從而產生痛感。

- 趾甲的生長源於趾甲下方邊緣表皮區域。

- 若趾甲的前端從甲床翹起，趾甲下方可能會變色，原因是血液會從撕裂的血管流到由趾甲脫離皮膚翹起而產生的縫隙中。隨着液體的累積，縫隙內壓力上升，從而導致疼痛。

- 若趾甲下部沒有受損（趾甲生長源頭），趾甲就能持續生長，時間久了受損部位的趾甲就會長出來。

- 若趾甲生長區域受損，趾甲幾週以後會脫落；受損的趾甲會附着在甲床上，直到新的趾甲從下面長出來，把受損的趾甲頂鬆，最終脫落。

- 有時劇烈運動會令腳趾受力產生大量的血液和液體，從而形成水泡，圍繞在趾甲邊緣凸出來。趾甲看起來好像漂浮在上面。

- 最輕微的但卻是很麻煩的一類趾甲受損則是趾甲慢慢變厚，也許還會變黃，雖然這不會令人感到疼痛，但會持續很久。

成因

- 趾甲因受到外傷而受損，比如踢了一腳石頭。跑步者常常在長跑中產生"黑腳趾甲"和其他趾甲損傷 —— 腳趾往往在長跑中和鞋的前端或鞋墊產生摩擦，每一英里就有幾千次。若襪子的布料很緊令腳趾被縛住的話，情況還會加劇。有些跑步者天生傾向於用腳趾"勾"着，或是天生是錘狀腳趾，就會和鞋子的頂端發生摩擦。

- 足癬真菌能入侵趾甲導致趾甲變厚和變色 —— 經常是雙腳的多個腳趾受到感染。如果真菌入侵到因外傷受損的趾甲，就會導致慢性的問題。

療法

- 預防先從選擇一雙長度和形狀適宜自己雙腳的鞋子開始。如果大腳趾擠着了，腳趾甲也會被卡住。若腳趾沒有足夠空間，就會不斷摩擦鞋子的內部。趾甲的生長速率、厚度及形狀都各不相同。有些需要每週修剪，有些 3 週才剪一次。修剪趾甲應該從皮膚連接處開始。趾甲內嵌生長是因為修剪得過短，所以剪得頻密些才是最佳策略。修剪完畢後，用手指來感受趾甲的頂端。若能感覺到趾甲突出，就有可能勾到襪子、襯墊或鞋面，因為每走一步，腳都會在鞋內稍微滑動。用好的磨甲銼把趾甲從後到前磨薄，使其前端變薄。在大型醫藥公司美容產品專櫃有賣磨甲銼，它可比那些會令人沮喪又費時的修甲工具好多了。有些跑步者會在重要的長跑活動中把腳趾甲用膠布貼起來，紙膠布是最好的，因為質地很薄，黏性又好。不要把膠布貼在靠近趾甲後端的地方，因為趾甲和腳掌連接的地方會形成水泡。

- 在磨薄受損趾甲時，使用相同的方法，但是在受損部位上方要多磨一點，小心操作以免趾甲斷裂，而且形狀也會變得不規則。每天都應保護好你的趾甲！某天由於大意而造成趾甲外傷，你就不得不花更多時間等受損的趾甲康復。

- 若趾甲受損、甲床下方變色，先把趾甲下方的液體弄出。如果及早行動就能拯救你的趾甲、減少痛楚，還能避免腳趾甲變厚和彎曲。如果紅色、粉色或黑色的部位靠近趾甲前端，用一根針就可以排出液體。聽起來會痛，但是大多數狀況並不痛。按壓你的趾甲把液體排出來（可能會有刺痛感，可先冰敷，並且慢慢按壓，以減少痛感）。你可用火先把針消毒，保持衛生就能減低感染機會。把針對準變色面積最大的部位，用力插入到趾甲甲床，看起來好像是讓針在趾甲下面滑動一樣。完全不用戳破皮膚。只需插入很短的距離，即可迅速排出裏面的液體。因為趾甲甲床可能一天就能很快重新充滿液體，所以這樣的療程還要重複，這種療法通常情況下能減輕大部分的痛感。等待超過 48 小時後，血液和液體會變得黏稠，最終在趾甲向外生長的時候結痂，阻斷液體的排出。

- 腳趾甲後部變色的部位感覺"向上翹起"，說明裏面的液體可以通過在指甲上鑽一個洞而排出。把一個安全別針或曲別針加熱成紅色（確保不要碰到手指），稍稍用力穿透腳趾甲。除非施加額外的壓力，否則不會有痛感。在趾甲變得最黑的位置（液體集中在這裏形成一層隔離帶），小心用力使得針尖剛剛穿透趾甲。通常內部的液體受壓會噴出來，馬上止痛。此種療法也可能需要重複操作，再次加熱別針即可。

- 用抗菌藥膏預防指甲感染（如果可以，從洞穿過塗到趾甲的下面），然後用膠布把洞裹上幾天。

- 真菌感染的指甲顏色偏黃，變色部位呈條紋狀，可從尖端延伸到生長區。有些強力藥物，可以幫助健康的人們消除真菌。這需要醫生來監視整個過程，失敗是很常見的。趾甲排液可以預防因真菌的擴散而造成的腳趾甲受損。

- 許多情況下，真菌感染的指甲會在重複創傷停止後慢慢康復。可以用局部的非處方抗真菌方案來作為安全的輔助療法。

- 趾甲的醫療取樣是確定真菌是否存在的唯一辦法。

- 大腳趾的生長週期可能需要一年的時間。小腳趾的生長週期短得多。

小貼士

- 嚴重或重複受創的趾甲有可能永久變形。如有必要，變形的趾甲可以在診所進行外科手術摘除。

- 大腳趾甲移除後，腳趾末端的表層會變得很敏感。大多數情況下，厚厚的趾甲消失了也是一件令人非常寬心的事。

- 習慣修腳趾甲和塗抹指甲油的女性傾向於推遲修剪她們的趾甲，從而提高趾甲受損的風險。

- 當新的趾甲在內部生長時，它會藏在受損趾甲下面長達數周，直到受損的趾甲變鬆、脫落。新生趾甲的尖端看起來似駝峰，但駝峰後面卻是普通的趾甲。尖端更鋒利的新生趾甲不會穿越過原有趾甲的甲床皮膚。兩者會以相同的速度一起向外生長。

- 醫生(尤其是足病醫生)可以治療趾甲傷病，往往會加快康復速度。足病醫生還能在外傷消失後，幫助你保養破損的趾甲，打破損傷的循環。持續性的個人保養很有必要，預防趾甲在日常鍛煉中受損。修腳趾甲可能會有幫助，但通常無法令腳趾甲打薄到需要的厚度。

何時停止訓練

- 除非嚴重到需要看醫生，否則通常情況下，只需要停訓兩天，受損的指甲就能恢復過來。

帶痛跑步、健步的後果

- 由於代償反應和非正常姿勢跑步，可能會造成進一步損傷和其他受傷。

腳的任何位置
Anywhere on Foot

水泡和足繭 Blisters and Calluses

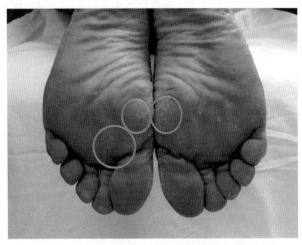

* 圖片顯示僅為患處位置，而非傷患情況

疼痛位置

- 足繭普遍生在腳後跟、大腳趾趾尖的側面以及蹠骨關節處。比較少會出現在第二腳趾的趾尖、前腳掌下大拇指以後或第 3、第 4 蹠骨頭。足繭最危險的常見位置是在第 2 蹠骨頭的下面，也就是腳趾和腳掌連接的地方，因此處關節很易因壓力過大而受損。

- 在任何長期受到輕微到中度摩擦的部位，都有可能產生足繭。足繭變厚會產生痛感。隨着活動增加，水泡也會在下面形成。

- 水泡在腳上的任何位置都有可能出現，這是很痛的，但是在鍛煉或比賽中，痛感常常會遞減，運動結束後痛感恢復。

疼痛描述

- 水泡的痛感是不確定的。有時一個大水泡可能毫無痛感，有時一個小水泡卻令人煩惱，血泡（紅色，充血型）因為深入往往更痛。
- 足繭的疼痛類似擦傷。足繭是在腳的外面形成的異物，刺激下面的表皮產生痛感。

生理結構簡介

- 當皮膚外層（表皮）受到輕微刺激，通常是由於摩擦，就會形成足繭。足繭的形成會加速皮膚細胞的血液流動及營養運輸。細胞的生長速度開始加快，死皮細胞（足繭組織）積累的速度比消失的速度更快。只要持續發炎，血流就會令這個過程繼續下去。如果刺激停止，足繭就會逐漸消解。
- 水泡是由於劇烈摩擦令表皮（皮膚）層發生分離，液體滲入到那一層而產生的創傷。血泡的形成是由於連接受創表皮的微細血管同時受到損傷，微細血管爆裂，血液滲到分離開的皮膚層。
- 比上述更深層的摩擦外傷必須由醫生來治療。潰瘍是較深入的外傷，在跑步和健步活動中非常罕見。

成因

- 跑步或健步初始者常常會隨着跑步里數的增加而長了一些小水泡。隨着運動量增多，皮膚也會逐漸適應而變得更強韌，尤其是腳上某些部位受力和摩擦較多的地方。

- 基因的差異會令人產生的足繭不盡相同。體型較小的女性的足繭可能比國家職業橄欖球聯盟球手的足繭還大。但即使是較容易產生足繭的人們，如果摩擦受力減少的話，足繭也會變小。

- 反覆出現的水泡、血泡或面積大的足繭表示雙腳長期進行受力和過度的運動。鞋不合腳也可能是一個成因。

- 每個人都有可能在長距離跑步中起水泡。炎熱、摩擦和潮濕是形成水泡的主要因素。如長期處於此等情況或在其中一個情況下受到極端影響，都會令我們在一次鍛煉中產生一個或多個水泡。

- 腳後跟附近形成堅硬邊緣型足繭（hard callus）的原因基本都是由於穿着拖鞋、人字拖、鬆垮的女士平底鞋或者矯形器具的邊緣和腳後跟的形狀不匹配。

療法

- 首先，穿着合適的鞋能預防足繭和不斷復發的水泡。過度扭轉關節可能也是成因之一，例如腳的內側產生足繭或水泡。鞋的大小和後襯的形狀往往也和腳後跟的足繭及水泡有關。

- 第二蹠骨頭（second metatarsal head）以下的足繭或水泡有可能是本書中提到的蹠趾骨滑膜炎（metatarsal phalangeal synovitis）的危險因素之一。對這類骨膜炎的推薦療法，也是預防足繭和水泡的很好策略。

- 面積大的足繭本身也是一個刺激物，應該使用潤膚露令其變得柔軟（以乳酸或尿酸為主要成分的潤膚露最適合厚型足繭）。這樣也可以減少行動所帶來的刺激。厚型足繭的下方可能會出現水泡，令人疼痛難忍、也更難醫治。千萬不要移除太多的繭子，因為足繭以下的皮膚很嬌嫩。一小層足繭是具有保護性的，沒有任何刺激。持續觀察以確定成因後,再來清除足繭。

- 治療水泡的方式是儘快儘早排出裏面的液體 —— 只要它們不是血泡。儘量保持表層的皮(覆蓋肌膚),使其保護深層肌膚。在靠近水泡邊緣的部位開一個稍大的口,排出液體。如果開口太小,之後還要重新打開。小剪刀、指甲鉗和較粗的針或別針均有效。排液前冰敷水泡有助降低疼痛,儘管大多數的排液操作都是無痛的。因液體沒有了,有時表層接觸到甲床會有一點刺痛。噴一些抗生素軟膏或使用類似的抗菌藥膏有助水泡以下的肌膚更快癒合並預防感染。也可貼一塊藥水膠布在水泡上。

- 血泡或超大型的水泡需要被保護幾天。鼴鼠皮製成的 Donuts(moleskin donuts,一種冬甩形的膠布)或商用治療水泡的產品對此療效顯著。最終血泡會在打開或幾天後排出裏面的液體。大多數小型和中型水泡受感染的風險可在排液 48 小時以後解除。血管會封住並修復阻斷細菌進入血液的通道。進一步受創的風險存在,所以建議保護。

- 一旦水泡已經排液,運動時需要蓋住水泡來進行保護,以免造成進一步的創傷。簡易運動膠布或膠帶都很有效,但移除膠布的時候要小心可能撕裂到表層。泡幾分鐘腳會令表層鬆散,然後能塗抹一些抗菌藥膏。確保用比水泡面積大很多的膠帶來包裹水泡。

- 為了降低不可預測的水泡形成,可穿着科技纖維製成的舒適襪(非棉質)。在可能出現水泡的地方塗抹潤滑劑,比如凡士林或 Body Glide。矽質基底的護膚霜更持久。在腳上、鞋裏和襪子上使用護足粉也能減少摩擦。

小貼士

- 有時在比賽或很久的鍛煉中，毫無任何明顯原因也會得水泡，然後再也沒有發生。

- 長期穿着潮濕的鞋也是一個普遍原因。若有可能，如果你已經感受到問題，立即停止並更換襪子。

- 嚴重脫水也是原因。

何時停止訓練

- 血泡常常會迫使我們休息，但是抗菌霜能加速癒合。

- 若水泡或足繭的疼痛已經迫使你跑步姿勢發生變化，就不要跑步了。

帶痛跑步、健步的後果

- 如果你接着跑下去，水泡會增加，疼痛也會加劇。但是，如果你在重要的比賽中覺得以後有時間恢復，就接受後果、繼續跑下去。疼痛普遍在休息間歇、熱身或運動後才會感受到，人體移動時的痛感較低。若沒有觀察水泡，僅憑感覺是無法判斷受損程度的。許多時，水泡感覺上有一個很大的傷口，實際上卻很小。有時候，發現了很大的水泡，卻幾乎沒有任何痛感。

腳趾麻痺、疼痛和組織損傷
Toe Numbness, Pain and Tissue Damage

雷諾氏綜合症 Raynaud's Syndrome

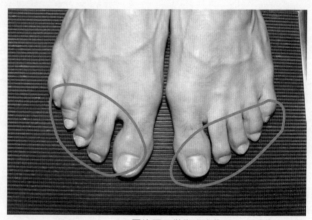

*圖片顯示僅為患處位置，而非傷患情況

疼痛位置

- 多見腳趾，有時也見第二或第五蹠趾骨關節處上的肌膚，特別是有拇囊炎（bunions，即大姆趾內側的腫炎）的時候。

- 運動員會感到困惑，因為它感覺起來和看起來很像普通摩擦損傷，但又沒有辦法紓緩疼痛和減輕對皮膚的刺激。

- 女性患者普遍多於男性患者。

疼痛描述

- 疼痛可能會很劇烈，但是每天的痛感都不太一樣。即使沒有肌膚受損的跡象，也有可能感到疼痛。

生理結構簡介

- 皮膚內的血管麻痹，血液無法正常流通。這會阻礙摩擦損傷的正常癒合，所以組織漸漸損壞。
- 這種情況也會發生在手指、耳朵和鼻子上，但是這些區域的受到摩擦並不大。

成因

- 這種狀況可能是遺傳性的，伴隨控制周邊血液循環的微血管阻塞，經常容易形成麻痹。人體保持熱量的有機方式是通過分流表面血液到核心位置。當這些血管過度反應時，刺激過後無法釋放血液就會產生雷諾氏綜合症。
- 該病的確切致病原因還不清楚。第一次被人們普遍注意到是在20多歲或30出頭的時候。有的病例可能和其他疾病有關，比如關節炎等，但也不太常見。
- 一次通常只有一隻或兩隻腳趾發病。手指有時也會得病。
- 雷諾氏不論天冷或天熱都有可能發生，高峰期在秋冬季節，隨着春天的到來，溫度上升，病症消失。
- 據猜測，壓力也和此病有關，但這還沒有運動型的普遍。
- 某些藥物有可能會惡化病情和刺激物，例如咖啡因；抽煙也會激發此病。
- 有些病情非常嚴重：皮膚組織徹底脫落，產生開放性傷口。

療法

- 看醫生進行診斷。雷諾氏綜合症沒有檢測手段，所以醫生會提問。有一些檢測用來確定雷諾氏綜合症是否有其他致病成因。

- 輕微病例的初始療法是保持身體溫暖、四肢受到保護。病情嚴重的患者可以到溫暖氣候區域過冬來紓緩病情。

- 不要喝咖啡、巧克力或茶。

- Niacin（維他命 B3）起初有益，但超時服用會無效。服用過多 Niacin 對身體可能有害。補充 Niacin 前，向醫生諮詢。

- 醫生也許會開一些擴張周邊血管（peripheral vessels）的藥。這些藥可以一次服用幾週，通常都是安全的。幾千人服用了多年，沒有造成高血壓的副作用。

- 記住運動會擴張血管，往往也有助於雷諾氏綜合症患者。跑步者應該穿較大的鞋和加厚軟襪，鍛煉前在腳上塗抹潤滑劑，好好保護腳趾和前腳。

- 對於輕微的病例，可以嘗試此療法（如果你的情況嚴重，使用此療法前一定要得到醫生的確認）。鍋裏裝滿約 105°F 到 110°F 的水。小心水不可以太燙（大約等同熱浴池的溫度）。另一隻鍋裏裝滿冰水。先把腳放到熱鍋裏泡 2 分鐘，然後在冷鍋裏泡 1 分鐘。重複 10 次。時不時用熱壺給熱鍋添加熱水，確保熱鍋的溫度。通過重複這一過程，你在訓練肌肉中血管的張開和閉合。這一過程可能需要連續重複 2 到 3 天。若有需要，每一季可以使用兩次。

小貼士

- 如果腳趾或前腳區域發生異常損傷，有可能是得了此病。

- 如果你是女性，年齡介於 20 多歲到 30 多歲，又從來沒得過此病，很有可能在得病的早期階段 —— 馬上看醫生。

- 如果手腳很易變冷，其中 1 到 2 個手指顏色蒼白而其他手指呈粉紅色（正常），這是典型的雷諾氏綜合症。

- 即使肌膚沒有受損的跡象，也有可能因為雷諾氏症而感到疼痛、血管麻痹。

- 抽煙是引發該病的最大元兇。

何時停止訓練

- 人們鮮有因為雷諾氏症而終止訓練，但有的人因為症狀明顯，需要調整到室內跑步機或室內跑步場地進行訓練。

帶痛跑步、健步的後果

- 可用常識來推斷，因為唯一真正的風險是損傷逐步加深，並且感官隨着時間推移而衰退。

腳前部 ——腳趾底，
有時在腳面

Front of Foot — Base of Toes,
Occasionall Top of Foot

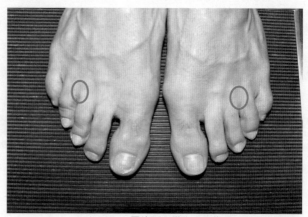

* 圖片顯示僅為患處位置，而非傷患情況

疼痛位置

- 通常在腳的前部，包括腳趾底面承重產生疼痛，
  也有可能輻射到腳趾，往往是第四、三或二腳趾。

- 有時腳面也會感到疼痛，位置和上面一樣。大多
  數情況下，只有在內部深處或腳底才會感到疼
  痛。

- 許多病例只有一隻腳趾在鞋裏感到疼痛，但受到擠壓的時候不痛。
- 穿鞋時常常更痛，脫鞋和按摩腳令疼痛紓緩。
- 更嚴重的病例是跑步、健步和每天穿鞋的時候都感到疼痛。
- 如果疼痛位於腳的上方、腳趾關節後約一英吋以及骨頭上，也許是壓力性骨折或其他骨傷，要見醫生。
- 如果疼痛位於第二隻腳趾底部，即使腳趾本身疼痛，很有可能不是神經瘤。
- 如果疼痛在前腳掌周圍擴散，隨着時間推移疼痛逐漸遞減，換鞋也會感到疼痛，特別是赤腳踩在堅硬的表面上，很有可能是蹠骨疼而非神經瘤。

疼痛描述

- 往往有痛感或刺痛感，但初始痛感很輕微。有時會有前腳或腳趾抽筋的症狀。
- 知覺衰退或者腳趾麻木在任何時候都有可能發生，有時在感到疼痛之前就產生了。
- 許多人在健步或跑步的時候，會聽到卡嗒一聲響，伴隨或不伴隨前腳掌疼痛。
- 疼痛在一開始可能是斷斷續續且無法預測的。

生理結構簡介

- 此傷是由穿梭於蹠骨之間並分離於腳趾底部進入每一個腳趾的神經受到刺激或損傷而引發的。
- 神經瘤一詞的本意是擴張了的神經。神經瘤本身並不是腫瘤，因為它是由同樣的組織即普通神經組成的。該組織受到物理刺激從而產生神經瘤。

- 最常見的發病位置在第三和第四趾間隙。這種特殊的受傷被稱為"莫頓神經瘤"（Morton's Neuroma），命名取自最先描述它的醫生的名字。
- 位於第二和 / 或第三趾間隙的第二內部空間的神經瘤較為少見。
- 若懷疑其他位置患有神經瘤，則很有可能是其他傷患。
- 其他位置的神經刺激是神經炎，鮮有神經瘤出現在其他的位置。
- 神經瘤的實際損傷始於顏色及大小類似牙籤的神經受到輕微刺激。持續性的刺激會引發神經增厚，直徑會擴大到普通大小的許多倍。當神經瘤變成和鉛筆一樣大時，已經適合做手術了。不太普遍的狀況是神經受到一定程度的刺激後被"勒住"，變得比通常更小，因壓力而變得扁平。
- 正常情況下，足部蹠骨之間的空間足夠就會令神經正常工作，不受刺激。隨着時間的推移，足部腳趾間的空間會逐漸縮小。有的情況下，連續幾個月或幾年穿着尺碼過小的鞋會導致狀況惡化。後果之一是錘狀腳趾，即腳趾向上彎曲。在這種情況下，趾關節會變得圓融，接觸到地面的是腳趾末端或趾甲而非腳趾尖底下的肉墊。即使是情況輕微的錘狀腳趾也會令前腳掌改變它們的承重構造。在這種狀況下，第二、第三、第四蹠骨頭部會更低並向對方靠近，導致神經向上拉伸進入腳趾 —— 而不是又直又平的進入。這種情況也被稱之為前弓受損（loss of the anterior arch）。從腳趾背面直望腳時，視線保持水平，前腳掌底部的平面應該是平的。如果這個平面是彎曲的，且中心較低，就會導致神經瘤和腳痛。

成因

- 穿呎碼過小的鞋。
- 穿高跟鞋，尤其是尖頭鞋。

- 滑雪靴，單車鞋和足球夾板通常都被認為是致病原因。
- 個體的腳部構造變異也令他們成為易受感染者。

療法

- 每天穿着較大的鞋子來跑步、健步和日常生活。
- 有時解開鞋帶、空出末端的鞋眼重新穿好鞋帶，可以提供腳部所需的額外寬度。
- 冰敷按摩偶爾有幫助，但對神經受傷的成功率很低。
- 若持續受傷，在鞋襯裏加上蹠骨墊。這種橢圓形的墊子，放置在足弓的前方，緊鄰前腳掌的後面，和中趾保持一條直線。若當地跑步用品商店沒有的話，高檔的修鞋舖有賣黏貼款蹠骨墊。
- 若問題依然存在，足病醫生應該會在你第一次拜訪時，在鞋床裏插入或放置增高物。如果這種方法部分有效但不夠全面，或需要長期的保養，建議你去諮詢真正的矯形醫師。
- 若保守療法無效的話，注射腎上腺皮質激素（cortisone）也許會很有幫助。腎上腺皮質激素往往存在令結締組織（connective tissue）衰弱和縮小的風險。可是，有時縮小神經周圍的結締組織使其變厚是有好處的。注射 3 次以上腎上腺皮質激素有風險，藥性溫和的腎上腺皮質激素可用於降低前腳掌下保護型脂肪墊縮小的風險，但注射時需要考慮鞋以及插入的內襯的變化來配合療效。
- 病情嚴重的可能需要施手術以摘除那一區域的神經。手術往往很有效，但也常常伴隨腳趾關節那一區的知覺衰退。如果診斷精準且外科手術技術良好，則很少會出現長期併發症。
- MRI，X- 光拍片以及超聲波診斷技術效果甚微。誤診很普遍。
- 例如針灸（acupuncture）、足部手法整複（foot manipulation）、硬化性注射（sclerosing injections）以及傳統理療方式也許有幫

助且值得考慮，但成功率較低；這些往往被推薦為手術的替代療法。

- 若單一療法失敗，常常會同時"集中"幾種治療方式令癒合過程開始。

- 治療目的是消除疼痛。

- 永遠地改變穿鞋方式並穿着矯正鞋有助於減少腳的壓力。當這種情況發生時，神經有可能會收縮並重新塑造成原始的情況。這一過程雖然耗時幾個月，但會減少穿鞋類型的限制，有時可以不必再穿矯正鞋。

- 有些人，尤其是曾經穿着非運動鞋有問題的人，或者曾經長年累月受疼痛摧殘的人，總是會對任何復發的痛楚很敏感。

- 使用恰當的矯正工具時，疼痛會很快改善。疼痛減輕的效果是立竿見影的，加以時日，疼痛有可能得到進一步改善。若矯正的工具製作不當，症狀則有可能更加惡化。

- 若需要注射藥物且執行正確的話，患者在幾個小時內應該會感到疼痛得到強烈紓緩，因為局部麻醉混合腎上腺皮質激素能止痛，這也能有助確診。如果疼痛幾乎沒法得到緩解，說明疼痛另有其因。

- 普遍狀況下，注射後需要等幾天才會見效。不要在 2 周以內就預測治療失敗了。腳可能還會痛多幾日。

何時停止訓練

- 疼痛是進一步受損的訊號，並且說明神經瘤在持續增長。中度疼痛下，跑步一、兩次是可以的，但別指望疼痛會在持續訓練中自己消失不見。

- 疼痛常常過於劇烈而導致無法走路或健步，或者在跑步產生有害的代償作用時感到強烈的痛感。在這種狀況下，腳保持緊張或者在非自然的移動範圍旋轉會導致膝蓋、臀部和腳踝等部位二次受傷。

帶痛跑步、健步的後果

- 如忽略疼痛而持續跑步，會令受傷程度增加，這種持久性疼痛
  最後可造成手術治療。

腳底前部 —— 可能包括腳趾

Front of Foot on Bottom—May Include Toes

蹠骨痛 Metatarsalgia

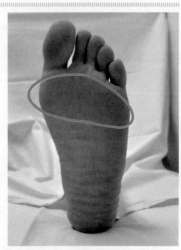

*圖片顯示僅為患處位置，而非傷患情況

疼痛位置

- 圍繞腳底前部，或向內更深的地方。
- 不包括腳趾，也不包括前弓。

疼痛描述

- 悶痛會發展為強烈的擴展性疼痛。
- 有時被形容為灼熱感，但無麻刺感。
- 首先可能是微疼，隨着持續跑步、健步，痛感加劇。腳往往在鍛煉後依舊保持敏感，也許在早上會感到僵硬。

- 熱身可能會令溫和的或癒合期的偶然疼痛消失，之後在可預測的時間或距離閾值的跑步中，痛感又再次出現。
- 在跑步、健步中斷幾天後，症狀減弱。

生理結構簡介

- 這是蹠趾骨第二到第五關節處及其相關區域受傷，可能會感到一個或多個關節受傷。但如果至少有兩個關節受傷，診斷即為蹠骨疼而非蹠骨滑膜炎。
- 普通的發炎也有可能存在，並不一定在某個關節處。
- 此類受傷不太可能導致永久性損傷或不大需要侵入式治療，但反覆出現的病情是傷勢惡化的先兆。
- 初學者和增加跑步里程的人普遍會有這樣的疼痛經歷。當組織和關節變得更強韌、更適應跑步後，疼痛往往會減弱。

成因

- 跑步里程或跑步強度增加過快。
- 換了一雙增加旋的鞋（原本用中性鞋），儘管新鞋和跑步者、健步者的足型相匹配。
- 所穿的鞋太小或感覺太緊。
- 前足的緩衝不夠。
- 跑步時觸地部位從腳底中部轉變為令自己感到不自然的前腳掌。

容易患有蹠骨疼的腳型

- 錘狀腳趾型的腳（前弓缺失），神經瘤章節已提過。
- 足弓高，強直腳。

療法

- 去一家技術型的跑步用品商店,向專家討教建議,選擇適合自己雙腳的鞋。注意:確保新鞋已經能讓你穿得很"合腳"。對於更大尺碼的腳,這雙鞋應該足夠大、足夠長。
- 抽出鞋帶重新穿入鞋眼,頂端的鞋眼留空,讓前腳的空間更寬。
- 購買等身的內插鞋墊。
- 在鍛鍊後冰敷有助緩解疼痛。
- 按摩也許有用。
- 中斷跑步 2 到 3 天,讓癒合開始。
- 里程降低為正常水平的一半,持續 2 週。當症狀減弱時,每週總里程可以上升到正常水平。
- 更頻繁的健步間歇:如果過去跑 3 分鐘、走 1 分鐘,下降為跑 1 分鐘、走 1 分鐘。
- 腳趾伸展運動。
- 醫療主要為病人使用合適的插入墊,調整該範圍內所受壓力變小。通過為足弓提供全面支撐,前足所承受的重量移除了。如果疼痛持續兩週以上沒有任何改善就應考慮使用此療法。除非腳上有明顯的缺陷,插入鞋墊的療法是臨時性的,因為這類損傷通常也是暫時性的。
- 對於新運動員來說,疼痛若持續了相當長的一段時間(6 到 8 週),或對於經驗豐富的運動員來講疼痛反覆發作,就應考慮訂製醫療矯正器。採用製作精良的矯正器往往能帶來顯著的效果。如果幾次矯正調整都無法解決問題,再向其他人徵求意見。

小貼士

- 如果跑步者、健步者能保持不會再次刺激傷口，往往就能帶傷繼續訓練。若疼痛尖銳而強烈，則很有可能是其他類別的傷患。

- 若雙腳都呈現症狀，診斷很有可能是正確的。

- 問題有時可用凡士林、Body Glide、足部潤滑粉等潤滑劑進行改善，極端情況下可用 Hydropel。

- 質量上乘的跑步襪也能提供幫助。

- 有相當高比例的初學者存在這樣的問題，並且能在不需要任何治療的情況下，令鍛煉之間得到充分休息，逐漸適應鍛煉。

何時停止訓練

- 幾乎沒必要因此問題而停止訓練，除非無法維持正常步幅。

- 症狀出現後，增加一天休息能加速癒合。

帶痛跑步、健步的後果

- 若疼痛持續超過幾週並被忽略，很有可能出現足部結構性問題或受到其他的損傷。蹠骨痛有可能因為受到持續性壓力的訓練而發展成為更嚴重的狀況，比如神經瘤或蹠骨滑膜炎。

第二或第三趾關節
The Second or Third Toe Joint

蹠趾關節滑膜炎 Metatarsal Phalangeal Synovitis

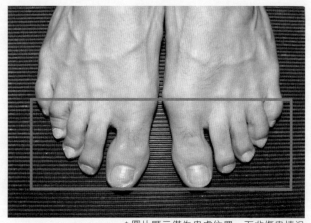

*圖片顯示僅為患處位置，而非傷患情況

- 也稱之為囊炎（capsulitis）、前脫位綜合症（pre-dislocation syndrome）、蹠盤受傷（plantar plate injury）或前足第二或第三趾關節的蹠骨疼（metatarsalgia）。

疼痛位置

- 蹠趾骨第二關節內側（或少見於第三關節）。
- 疼痛出現在連接腳趾和腳的地方，通常在腳的底部或向內深處，偶爾也出現在關節的上面。
- 容易混淆神經瘤，但神經瘤的疼痛位置在蹠骨間。

- 關節常常會腫脹，同未受傷的腳相比，覺得關節更厚了。

疼痛描述

- 疼痛微弱而持久，使用過程中疼痛強度上升，踩到石頭或撞擊會令疼痛加劇。
- 隨着跑步、健步，疼痛增加；但有時在活動中會感到"麻痹"，之後疼痛又找上門來。麻痹並不意味着傷勢正在恢復。受傷區域受到嚴重刺激，勉強堅持運動很危險。
- 疼痛位於第二、第三腳趾關節的底部，但也許會延伸到腳趾從而令其逐漸麻痹。

生理結構簡介

- 初始受損出現在蹠骨頭連接腳趾近端蹠骨下方的附近關節內。
- 開始可能因為受到地面某個物體的簡單衝擊而受傷，但最普遍的是由於腳趾連接的移動不當而導致的漸進式重複性運動損傷。
- 這一區域由韌帶、肌腱和關節囊構成了一個複雜的器官。當其中任何一個組織受損，腳趾就會重複彎曲，關節內部發生腫脹從而造成更多的損傷。從許多方面來說，這一個小小的關節遠比踝關節複雜得多。
- 即使受傷已經痊癒，腳趾永久性朝向大拇指反弓是很普遍的，因為關節組織的側面受損。
- 關節底部有個堅硬組織稱為"蹠盤"，在受到刺激後會需要更久的時間癒合，且易復發，有些狀況還須動手術。
- 關節內部幾乎不發炎時，受傷情況各不相同，但在腳趾底的前方會變得相當痛。這有時被稱為屈肌肌腱炎，因為包括把腳趾向下拉伸的長腳趾肌腱。
- 嚴重的病例裏，支撐架構嚴重受損，導致蹠骨上方的腳趾出現脱位，這時需要動手術。

- 腫脹令關節感到擴大（像矗立的大理石）是由於滑膜液進入了關節。當關節發炎的時候，人體就會分泌過量的滑模液。降低滑模液的含量是恢復過程中的重要一環。

成因

- 所穿的鞋太短或太小。這會導致腳趾回縮，迫使關節過度彎曲。
- 錘狀腳趾的解剖過程已在神經瘤章節中提過。
- 因某個瑜伽或鍛煉體位令腳趾突然或重複向上用力彎曲。用力向下彎曲往往會受單一傷，但更罕見會造成發作。
- 鞋墊很薄 —— 不論男式還是女式。
- 傷勢徹底瘉合前跑步、健步過多。原本幾天就能恢復的傷勢可能變成長期的問題。
- 體重超重。

療法

- 首先，病情輕微者應該一直穿着支撐性強、寬鬆、舒適的鞋子。千萬不能赤腳健步或跑步。
- 在技術型跑步用品商店裏檢查鞋的狀況，檢查一下在問題開始時所穿的跑鞋型號是否適合你的腳，大小是否合適等等。
- 疼痛開始就停止鍛煉，疼痛的鍛煉後休息幾天。
- 受傷出現，休息一到三天能預防因勉強運動而不得不休息數週或幾個月的狀況。運動要保守。
- 軟墊內襯有時能令輕微傷者立刻恢復到活動中。
- 使用冰塊按摩和戰略性休息，避免腳趾彎曲。
- 若關節感到腫脹，在腳底最嬌嫩的位置塗抹一點唇膏。小心穿上鞋帶鬆散的跑鞋，在鞋內放置船襪襯墊。站立令唇膏給船襪做上標記。脫鞋，取出船襪襯墊。在唇膏標記的地方剪下一個圈。如此，疼痛的蹠骨頭就能落入剛創造的袋子，降低關節承受的壓力。如果跑鞋夠大夠長，此襯墊還可以套在其他襯墊上。盡可能在每天穿鞋的時候都使用襯墊。購買來的矯形內襯墊也能進行"唇膏處理"。

- 如果問題持續惡化 3 到 4 週，看醫生。

- X 光片不太能提供幫助，但能監測局部變化或腫脹。

- 若考慮進行手術，MRI 會有幫助。

- 初期治療通常會使用抗炎藥物來消腫。

- 不用考慮注射療法，除非這是最後一招。關節衰弱是有可能的，往往會造成延遲錯位或進階性錘狀腳趾。注射屈肌肌腱風險較小。

- 經驗豐富的醫生會檢查腳趾並注意和另一隻腳對比關節的腫脹程度；腳趾是否因蹠骨痛（抽屜症狀）而過度向上或向下滑；關節前部的肌腱是否比關節本身更痛；或易產生疼痛。分析這些原因有助治療策略。

- 個別的醫療矯正治療對大多數病例均有療效。若疼痛區域腫脹或向下突出，矯形器應該具備前掌軟墊並為疼痛區加設口袋。如果腳還未外旋，允許更多外旋的矯正器會對第二蹠骨受傷有效。應該使用神經瘤受傷章節中提到的提升蹠骨的方法。即使在有經驗的人看來，常常使用多種療法可以令矯正更加完美。矯正通常需要幾個月的時間進行顯著而規律的糾正。加以時日，傷痛癒合，矯正也逐漸減少。

- 針對此問題的手術往往不能治癒病情，它只是一種補救手術，令身體可以進行指定的運動中的某個活動姿勢。建議疼痛 / 嚴重的錘狀腳趾或錯位（已錯位）的腳趾實施手術（治療過的腳會變得更好）。單獨的蹠盤修復術在運動員身上所體現的效果不一。

小貼士

- 一旦運動員曾經發生過此種狀況，往往就會變成易感人羣，他們的另一隻腳也應該受到保護。

- 此種受傷在年長的運動員中更普遍，因為隨着時間的推移，會出現典型的足弓扁平(falling arch)。足弓的狀況和第一蹠骨向上移動有關，當足弓吸收重量，第二關節便承受了更多的壓力。

- 如果足弓格外靈活或正在變得扁平，許多人的腳趾就會過度向下緊扣來令足弓拱起。孕期偶爾也會發生這種現象。

- 固定的姿勢能為腳提供穩定性，促進癒合：比如堅硬的加墊登山靴、填充硬墊木屐、弧形底或蹠骨條特別改裝鞋。這些鞋並非用於跑步或健步運動的，而是用於日常活動的。

- 當腳部受傷時候強化雙腳會惡化關節。但只要能夠癒合，就可以做一些簡單的類似"腳趾伸展"的簡單運動。雙腳較強的人較少有這種傷痛。

- 如果進行廣泛治療後還未有任何進展，嘗試一雙比你在跑步用品商店裏通常會考慮的號碼還要大的鞋。這會有助於那些癒合程度緩慢的病例。

何時停止訓練

- 在這種損傷出現最初跡象時，中止訓練幾天。

- 當傷勢轉好時，可以在草地、泥土等更軟但平穩的表面上跑步／健步。

- 常識表明，當你濫用腫脹且疼痛的趾關節時，就會出現永久性損傷。若疼痛不能最小化，停止訓練。

帶痛跑步、健步的後果

- 也許最終會造成嚴重的錘狀腳趾（hammertoe）。

- 經常改變步態能避免疼痛，但往往在其他區域會造成代償性受
  傷，情況更差。

- 滑膜炎也許會造成神經瘤受傷，需要治療 2 種傷勢。腫脹和發
  炎的地方會損害附近的神經。

腳上方外表疼痛
並延伸到腳踝中線

Pain in Outer Top of Foot and
Up to Ankle Crease

伸肌肌腱炎 Extensor Tendinitis

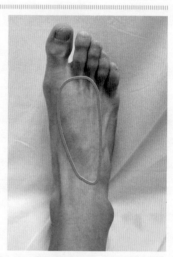

* 圖片顯示僅為患處位置，而非傷患情況

疼痛位置

- 最常見的版本為微弱的疼痛從腳上方外表延伸到腳踝褶縫，也許會直達近腳趾的地方。

- 第二種類型的疼痛則從腳的上方一直延伸到大腳趾。腳踝褶縫也會疼，微弱且有點刺痛。

- 如果疼痛很強烈或局限在一小塊區域，則不是這種傷痛。

- 疼痛在表面，沒有深入到骨頭。

疼痛描述

- 鍛煉會加劇痛楚，休息則會令疼痛減退。
- 放鬆腳部、不勉強去運動它，並且走在平坦的地面上時，痛楚會減弱。
- 疼痛的腳踝褶縫前段可能是局部的壓痛點，有時會突起。

生理結構簡介

- 腳頂端的肌腱拉起腳趾，向上抬起腳踝。腳跟接觸地面的時候，這些肌腱阻止腳拍打在地面上。
- 腳在直立的時候，肌腱運作得非常好。如果腳向外傾斜（外旋）或向內傾斜（內旋），身體肌腱的承載和要求就會上升。往往這些肌腱會平均分配受力。
- 當肌腱被迫到超出當下調節水平的時候，即使腳是直立的，肌腱也會變得不堪重負。這往往是由於短期內跑得太久、太快、太多而造成的。
- 痛楚因肌腱組織受到刺激，它們通過腱鞘發炎滑動，有時也因為鞋子擠壓到了肌腱組織。
- 鞋帶會令腳踝褶縫的肌腱受傷，而且纖維組織會在這一區域突起。

成因

- 最常見的起因是過度外旋（supination）或內旋（pronation）。這會令外層肌腱和內層肌腱超負荷運作，勞損然後受傷。
- 跑程增加，尤其在鍛煉間隙並未得到充分休息且增加過快。如果疼痛的位置直接在大腳趾的上方或大腳趾的方向，這很有可能會成為疼痛原因。

- 最近常常在有坡度的地形上跑步。

- 小腿肌肉異常緊張，令提起腳踝變得更困難，故縮小步幅可減低刺激。

- 跑步步幅過大。

- 在柔軟或不規則的平面上跑步。

- 穿高跟鞋是導致女性疼痛的原因之一，因為主要的肌腱運作成為一種負荷。小腿肌肉緊張往往是因為穿着此類鞋履導致的。

- 肌腱壓力源於鞋帶的綁法或鞋型設計。腳踝皺褶是主要的受壓區域。

- 鞋帶綁得太緊或太高（例如高筒波鞋）。

療法

- 冰敷很有幫助 —— 每晚用冰塊直接在肌腱上不斷摩擦 15 分鐘。

- 若疼痛在腳的外邊，説明需要一雙更穩固的鞋。若是剛買的新鞋，可能會令腳旋轉過度。人們很多時都無法評估步幅的大小，即使只有些微差異的步幅，都有可能造成痛楚。腳外邊的肌腱能助腳部抬高或降低，亦能提升或傾斜腳部。

- 外邊肌腱產生輕微疼痛，很多時因適應新型矯正器或從差鞋更換到好鞋的時候。減少訓練後，不需要完全休息，這種疼痛就會變得輕微，並在幾天內消失。

- 跑程增加後，大拇趾可能會疼痛。穿着更穩定的跑鞋以及適當地支持足弓有機會消除痛楚。腳內側上方的肌腱有助預防內旋、令足弓不會變得太扁平，也能將腳踝提起或降低。

- 腳踝皺褶疼痛，同樣可採用應用關於腳部內旋或外旋的建議。很多情況下，簡單鬆開鞋帶或改變綁鞋帶的樣式已有所幫助。甚至在綁鞋帶時感受不到任何壓力的情況下，肌腱其實已經崩緊及突出。

- 醫生也許會讓肌腱炎患者進行有助恢復的物理治療。如果腳踝肌腱有腫塊，醫生也許會建議用注射來消散腫塊。最好避免這樣的療法，因為它會削弱結締組織，造成永久性損傷。極少會見到充滿液體的囊腫塊，稱為腱鞘囊腫 ganglion（非纖維組織 fibrous tissue）。見多識廣的醫生往往會通過檢查來確診。腱鞘囊腫即使做過排液以後也常常會復發。所以最好還是不要管它，除非它們受到了刺激或者令人不堪忍受。腱鞘囊腫由普通組織構成，因腱鞘或關節囊缺陷而產生。腱鞘囊腫向外膨脹，累積了關節和腱鞘內的正常體液。腱鞘囊腫有時也會隨之變硬，從而被誤認為是纖維腫塊。

小貼士

- 此類疼痛常常是分散的，很難定位。
- 所需內旋或外旋的次數會令此種疼痛變得輕微、易被忽略。
- 若肌腱上有腫塊，可能需要幾個月才會消失。若沒有痛感就不必擔心，除非它長大、變紅或非常大。
- 若疼痛集中在前腳的一小塊區域，應高度懷疑為壓力性骨折 —— 去看醫生吧。

何時停止訓練

- 若步幅運動或坐着的時候移動腳和腳踝引發黏黏的感覺或者聽到"像芹菜折斷一樣的聲音"，就停止訓練吧。這也被稱為咿軋聲（crepitus），也就意味着肌腱發炎，所以肌腱並沒有正常沿着腱鞘或踝管滑動。即使正確的腳部定位也會造成額外損傷。需要按時冰敷和休息，直到發炎症狀和聲音都消失。

帶痛跑步、健步的後果

- 單一鍛煉或比賽較少造成令人擔憂的傷患。可是，若痛楚已出現一段時間，忽視之可能令問題從輕微的肌肉痛變成咿軋聲或更大的傷害，訓練的休息也變得更久。

- 只要應用跑步、健步常識並採取行動糾正受傷的原因，大多數人就能帶傷訓練。保持在受到刺激的閾值以下。

腳的前部到中部
Foot — Front to Middle

腳部壓力性骨折
Stress Fracture of the Foot

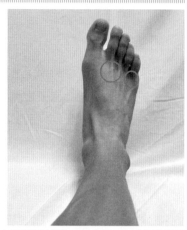

*圖片顯示僅為患處位置，而非傷患情況

疼痛位置

- 腳部壓力性骨折的位置各不相同，但有一種壓力性骨折是運動員自身可以分辨出來的。蹠骨壓力性骨折很普遍，往往可以自行診斷。疼痛位於關節後面的蹠骨軸上（shaft of the metatarsal），往往人們會感到上方疼痛，但其實真正痛的位置在內部深處。第二蹠骨比第三蹠骨疼痛更為普遍。第四蹠骨痛較為少見。在我的整個職業生涯中，僅見過一對第一蹠骨疼痛的案例。第五蹠骨受傷獨特，無法自我痊癒，疼痛位置也不一樣。

- 從上面按壓蹠骨骨頭往往會再次產生疼痛。腳趾向下彎曲，注意腳趾指節的反應。疼痛位置約在關節後面 1/2 到 2 英吋的地方。如果處處都感到疼痛的話，就不是典型的壓力性骨折。
- 大約 2 週就能在蹠骨疼痛的位置上感覺到腫塊。

疼痛描述

- 壓力性骨折會在沒知覺的情況下發生。也許在鍛煉後、下一次鍛煉的第一節或者坐下、躺下後才會感到疼痛。
- 鍛煉中也會感到疼痛，有時是短暫性的疼痛。疼痛也許會變得強烈。此類壓力性骨折較為容易分辨，因為疼痛明顯，而且往往意味着損傷更加嚴重。
- 許多情況下，低級的疼痛在一到兩週內並不會感到很痛，只會很快變得更疼更明顯。這往往也是因壓力而出現的徵狀轉變為真正的壓力性骨折的時間。
- 疼痛可描述為一種痛，有時是刺痛。
- 疼痛程度可由僅在運動時非常輕微的疼痛轉變到走路不得不依靠枴杖的劇痛。

生理結構簡介

- 骨骼負荷超出自身能力時，就會受傷。骨頭內部或骨頭外層開始有發炎的過程。通過增加血流，輸送修復和再造細胞到這一區域，這是自然的增強骨骼的方式。疼痛提示身體要避免損傷性的移動。幸運的人常常只有輕微的疼痛還能繼續訓練，傷勢看去沒有變化，但仍有機會惡化。僅需要幾周就能從這一階段完全癒合。
- 傷勢會惡化為關節腫脹或出血，令骨膜從骨頭上分離出來。這往往更加疼痛，許多人會停止訓練並從此階段癒合。只要是真實的壓力性骨折，大概往往要用 5 或 6 週的時間來修復此類型的損傷。

- 下一階段的損傷包括骨骼外層，通常只有骨骼的一側會受傷。這就是真正的壓力性骨折，但也是最輕微的類型。約 2 到 3 週後，照 X 光片可見微小的裂縫。日常活動中往往感到痛楚，痛到無法跑步，但又未至於引起跛行或需拄着枴杖走路，往往需 6 到 8 週才能痊癒。

- 橫向表面裂縫會從一側惡化到另一側。疼痛會更劇烈，也許會影響日常活動如跛行。大約須 8 週才能痊癒，極少狀況只要 6 週即可。

- 如果出現的是典型壓力性骨折，初始傷勢可能為真正的骨折，照 X 光立刻可見橫跨骨頭的裂縫。常常還有碎片分離或重疊的狀況發生。這些都令人感到相當痛苦，必須採取某種類型的固位。痊癒需要 8 到 12 週，取決於骨骼移位和受損的程度。

- 開始痊癒並不意味着骨骼完全正常。只能代表骨橋已和分離的碎片完全相連，令跑步、健步的力度安全。

- 骨骼差不多能在一年內重新塑形。大多數醫生認為骨骼從壓力性骨折中徹底癒合後，確實更為強壯。

- 蹠骨往往會在壓力性骨折癒合後上升。所以骨頭末端會在癒合以後稍稍抬起。即使是輕微的壓力性骨折也會如此，在比較嚴重的類型中會表現得非常明顯。若骨頭原本比其他開始的時候要低，後果則是有益的；但有時運動的強度可能會轉移到相鄰的蹠骨，就會造成第二次壓力性骨折（罕見的）。

成因

- 身體還未適應，跑程過遠或鍛煉強度過強。
- 單次賽事強度超越運動員目前的骨骼和肌肉健康程度。

- 由於更換跑鞋、跑步場地表面或跑步姿勢導致腳部負荷過重。
- 骨質疏鬆。

療法

- 大多數病例可以通過休息、支撐性跑鞋、健步最小化以及在受傷的軟組織部分進行冰敷來治療。
- 若腳痛得厲害到無法保持正常步態，強烈建議照 X 光來排除徹底骨折。
- 輕微到中度的壓力性骨折往往不需要模型或特殊鞋履，除非痛到無法進行正常的活動。越痛就說明骨折越嚴重。醫生知道如何令腳部更加舒服。
- 疼痛在頭 2 到 3 週是最嚴重的。在這段時間內，考慮穿着像登山靴一樣的硬底鞋或加了許多墊的鞋。
- 疼痛會在 3 到 4 週左右好轉，但暫時切勿增加活動量。這時可以嘗試穿着普通的鞋。
- 大約 6 週的時候，如果日常活動已經感覺不到疼痛，則可以嘗試測試一下，在平地上進行 20 分鐘的鍛煉試驗，一痛就要停。別做超過 20 分鐘，因為反應遲緩是很普遍的。
- 若毫無痛感，就能開始逐漸恢復訓練的過程。腳部受傷的部位會有"存在感"是可以接受的，它還會持續幾週。任何形式的疼痛都是無法接受的，一旦出現痛楚就應該繼續休息。
- 等 1 整週後再重複鍛煉測試。癒合開始加速，往往 1 週就能令效果大不相同，千萬別沮喪。
- 醫生們常常會說停止跑步 6 到 8 週，但 8 週其實是最低要求。常見的休息期是 11 週之久。如果痛楚還揮之不去的話，就要看醫生來排除其他併發症。

小貼士

- 單次壓力性骨折並不能作為懷疑骨質密度問題的原因。

- 重複受傷很常見，因為人們總是在恢復期嘗試訓練，但往往進度太快。

- 因一般來説除非照 X 光片否則難以發現已受傷，故很多時患有輕微壓力性骨折的跑者往往在未發現受傷的情況下堅持跑步，這當然是不好的，那些沒有進一步受傷的人真的很幸運。

- 促進癒合的治療方法有脈衝超聲波、電磁療法或電療。這些方法均在研究治療蹠骨壓力性骨折中得到不同程度的效果，而且還對不良骨折癒合有所幫助。

何時停止訓練

- 理想狀態下，診斷出受傷就應該休息。

- 若恢復訓練後再次疼痛，多用一週的時間休息 —— 防止骨骼徹底受傷。

帶痛跑步、健步的後果

- 很有可能令傷勢惡化。輕度壓力性骨折可能變成徹底骨折。

- 許多設定宏偉訓練目標的運動員冒險在患有輕度壓力性骨折時持續跑步（中度和嚴重骨折會特別痛）。有些運動員撐得過去，但更多會傷勢惡化，需要更長的休息時間。不幸的是，輕度壓力骨折僅在 2 到 3 個步幅內就能發展為嚴重的真實骨折。

大腳趾後 —— 腳上方腳背處

Behind Big Toe - Top of Foot at the Instep

第一蹠骨 —— 楔骨區 First Metatarsal-Cuneiform Area

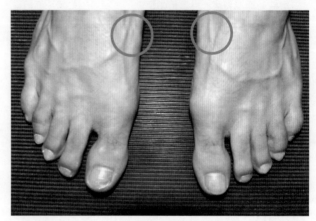

*圖片顯示僅為患處位置，而非傷患情況

疼痛位置

- 疼痛集中在腳上方腳背處，也就是踝關節高點前與大腳趾平行的地方。
- 有時疼痛會反射到此高點，延伸至大腳趾和二腳趾。
- 腳內部也許會有更深層次的疼痛，但位置相同。

疼痛描述

- 按壓此區域會導致疼痛。

- 鞋帶綁得過緊會造成疼痛。
- 穿着支撐性差的鞋或赤腳跑步會讓更深處的疼痛惡化。
- 有時上方的疼痛很強烈，灼痛，常常也被誤認為是壓力性骨折。
- 更深處的疼痛微弱，活動後痛感增強。

生理結構簡介

- 此區是第一、第二蹠骨和中足骨相會的交叉地。許多人在此區域有硬塊，往往只出現在單腳上。不少人一直都有這個硬塊，但如他們注意到的話，它其實在逐年增長。而就算在無硬塊的情況下，也有機會出現痛楚。
- 腫塊可能在受到直接、強大的壓力下迅速增長，例如穿着呎吋不合的滑雪靴或跪在板上衝浪令這部分被摩擦。如果跑步者或健步者身上的腫塊增長迅速，應該請醫生來評估，很多時最後都被認為是軟組織損傷。
- 有時腫塊是尖銳的，這是一種骨刺，說明關節移動過大伴隨進一步損傷以及長期受到刺激。如果出現骨刺，應儘量避免刺激此區域。若能避免穿着鞋子時產生的壓力，也就不必脫鞋了。
- 骨骼上方的腫塊靠着兩條神經：腓深神經和足背內側皮神經，它們都很易因壓力而惡化。
- 通常這些關節幾乎不會發生移動。過多的移動會刺激到關節。

成因

- 目前最常見的成因是來自上方的壓力，即鞋帶在此處交叉綁住，直接壓在腫塊和神經線上。
- 日用鞋（逛街鞋）常常也會造成此類問題 —— 特別是樂福（loafer）鞋（又稱懶人鞋）和靴子。在溫暖的天氣裏運動，穿着寬鬆、合腳的鞋時，腳會變大。冷空氣到來時，靴子也會忽然變得特別緊。雖然優質樂福鞋和靴子經久耐用，但雙腳在這種情況下也會變化。很多樂福鞋會對腳部的骨頭直接施壓。

- 足弓高、腳背高則特別容易從上面受到壓力。

- 許多人認為他們把鞋帶綁緊才能感到更多的支撐力，事實並非如此。在跑步前綁緊鞋帶會加劇雙腳受到的壓力，因為雙腳在跑步中會膨脹。腳在每走一步接觸地面的時候，都會滑向鞋帶。此類對腳和神經的重複性壓力會引發疼痛，通常走路超過約一英里時候才會感覺到鞋帶繃緊。

- 插入新的矯形器也是成因之一。在這種情況下，腳部治療儀令腳抬高，腳背受到鞋的壓力。也許只有穿運動鞋才會有這樣的經歷。在使用新的矯形器時，鞋帶要從底部重新綁好，看起來似乎浪費時間，實際上卻可預防受傷。

- 當不止一個關節受到刺激時，就會更加疼痛。足弓塌陷時就會發生這樣的狀況。這些關節就像一座橋。關節底部伸展，關節上面一起受壓，壓力令骨質變厚，關節上就會出現腫塊。在某種意義上是一件好事，因為它能阻止關節進一步下沉。然而經過一定程度的重建，壓力和額外的活動損傷關節內部骨骼的表面，痛起來很像關節炎。這是可能存在骨刺的一個跡象。

- 當關節內部更加疼痛且下側有凸起，往往是因為"橋"的坍塌以及它的支撐韌帶。在逐漸下陷的過程中，關節嘗試打開時，骨骼上的結締組織拉傷。這能刺激骨骼生長，伴隨骨骼底部產生關節炎性骨刺。

療法

- 第一種療法是消除腳部此區域從上方受到的壓力，在日常穿着開口鞋或拖鞋。重新綁鞋帶，避免在疼痛區域的上方綁帶：
  穿上鞋，按壓鞋舌區域（即鞋帶下面與腳背上面之間的部分）

確定疼痛點。解開鞋帶、重新開始由最下方穿入，當鞋帶碰到痛處上方的鞋眼時直接跳過由下一個鞋眼穿過，不要碰到痛處。有時因為痛處範圍較大而鞋眼距離較短，故需要兩組鞋帶才能完成。

如此一來，疼痛區域上方的鞋帶就不會交叉，還為軟墊鞋舌加了一個方形墊。如果仍然懷疑哪個鞋眼有問題，那應是最下面或直接在上面的那對，而非疼痛點上方的那對鞋眼。

- 消除此壓力有助緩解更深層次的疼痛，因為腳的上方對此區域的任何疼痛都很敏感。若刺激到神經，疼痛也許不會立刻得到緩解。在這種情況下，嘗試其他鞋帶樣式前，至少保持這種綁鞋帶的樣式一周以上。神經的癒合速度非常緩慢，疼痛減弱的改善跡象往往在頭一、兩英里之後出現。

- 深處疼痛常常需要使用良好的拱形支撐物來獲得底部的支撐力。症狀輕的癒合得更好，多穿支撐性的鞋，或者使用現成的矯形器。消除過度內旋有助緩解病情，但作為唯一療法是不夠的。

大腳趾關節內部痛

Pain that is Deep Inside the Big Toe Joint

大腳趾痛 Big Toe Pain

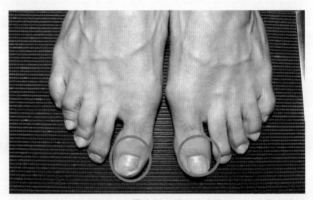

* 圖片顯示僅為患處位置,而非傷患情況

疼痛位置

- 最常見的大腳趾受傷位置在連接腳趾和腳的關節內。關節內部深處疼是最常見的,但關節和腳趾上方有時也有壓痛。

- 如果疼痛完全集中在關節上方,受傷稱之為大腳趾關節僵硬(Hallux Limitus)。

- 如果疼痛完全集中在關節上方且上方關節變大,腳趾向上彎曲能力有限,則得了拇僵症(Hallux Rigidus)。

- 如果只有關節底部疼痛,則是籽骨炎症(Sesamoiditis)。

- 如果疼痛在關節內側對着另外一隻腳，且關節腫大，則得了拇囊炎（bunion）。
- 如果疼痛在靠近腳指甲背部的關節上，說明蹠骨間關節受傷，和本章節所探討的傷勢症狀完全不同。
- 腳趾甲或腳趾末端疼痛囊括在本書的腳趾甲受傷章節中。

疼痛描述

- 疼痛往往由隱隱作痛發展成為習慣性疼痛。
- 鍛煉中的跑步和健步往往會導致痛感上升；大多數情況下，休息數日就能令疼痛減弱。疼痛也許在表面或關節上，但也許只是表面疼痛、附近疼痛或者拇囊炎只凸起（如存在）。
- 跑步、健步後休息數週都無法令日常生活所感到的疼痛消失，疼痛愈加嚴重則需要由醫生來評估病情。
- 有一種較少見而特別在晚上時候被察覺到的絞痛名痛風（Gout），它和鍛煉並無直接的關係，只是身體某種化學物質顯著增加後的結果。大腳趾關節是這種物質的常見目標。然後人體會攻擊這種化學物質的"晶體"，看起來好像在刺激外來物體，因而損害正常組織，造成疼痛和紅腫。任何疼痛的大腳趾都有可能在夜間受傷，患者醒來後感到腳趾僵硬，然而痛風疼痛在夜間是劇烈而積聚的。
- 籽骨炎的發現是因為大腳趾的腳底、關節以下感到疼痛，有時好像是擦傷，伴隨更劇烈的痛楚。有時，這一區會腫脹，感覺看起來更厚了。如果發生這種情況，受傷會更嚴重，有時還有骨折。一定要看醫生。

生理結構簡介

- 大腳趾向上非正常彎曲或依着第一蹠骨末端移動會導致疼痛。

此處關節設定為允許大腳趾直上、直下移動。任何橫向力都是有害的。有的人天生蹠骨末端更為圓滿，腳趾能夠輕易從一邊移向另一邊。這些個體更易得拇囊炎或此處關節疼痛。

- 第一蹠骨的異常移動會導致腳趾關節疼痛。要診斷這一問題，醫生會推升腳下的大腳趾底，看看腳趾向上移動的幅度是否比往常更大。這種"第 1 蹠骨關節過度活動"會造成"大腳趾關節僵硬"，最終變成"拇僵症"。在很多病例中，大腳趾比二腳趾長，但也不全是。蹠骨提升令腳趾關節緊張，阻礙大腳趾圍繞鉸鏈滑翔。當大腳趾盡力向上彎曲時，腳趾骨上的這股力量狠狠撞擊了蹠骨上的力量。長此以往，這會刺激骨增厚，形成骨刺。保護骨頭末端的表面軟骨會受到磨損 —— 形成關節炎。更嚴重時，拇僵症，大腳趾會失去依附關節移動的能力，造成大腳趾完全伸直。

- 附着肌腱連接大腳趾骨頭的底部，關節以下，並列着的、兩塊小小的骨頭稱為籽骨。籽骨受傷往往是大腳趾關節底部疼痛的原因。它們就像微型膝蓋一樣，受力除了推擠的力量，還結合了人身上體重的力度，壓力很大。他們在腳內和韌帶移動保持一致。衝擊力或重複性的力量會導致疼痛。較少見但常被忽視的是持續性的、過度拉扯的肌腱附着在籽骨上。同樣過度移動的第 1 蹠骨會也會造成大腳趾關節僵硬。

成因

- 過度內旋是主要成因。尤其當腳後跟抬起的時候 —— 有種情況叫"推進內旋"或"後中期內旋"。這往往發生在鞋內，並無明顯跡象。跑得越多，跑步和健步的重複移動對其的刺激亦增加。
- 足弓高更易對前腳掌的腳趾底造成額外壓力。這會引發衝擊性的籽骨疼痛，與內旋毫無關係。

- 患有拇囊炎的人更易產生疼痛,因為關節不再正常工作。但是,拇囊炎的大小與疼痛次數無關。
- 造成任何類型大拇指疼痛的相同移動有可能引發痛風,但尿酸程度一定高。"不當移動引發型"痛風往往會被非運動類醫生忽視。尿酸上升的原因多種多樣。某些食物、酒精、藥物以及遺傳性缺陷都會對尿酸產生作用,從而成為致病原因。脫水,特別是長時間的脫水也會引發痛風。這在規律運動的運動員身上也很常見,因沒有在鍛煉中補水而痛風。
- 鞋太窄或太小也會成為所有問題的成因。腳趾較長的人在末端必須有足夠的空間,儘管會令其他腳趾的空間過大。有的鞋前端過尖,把大腳趾擠壓向 2 腳趾。
- 前腳掌墊不好的鞋會導致籽骨疼痛。
- 日常鞋應該像運動鞋一樣穿着舒適。見本書鞋章節。

療法

- 冰敷有助恢復。
- 脫水會令上述任何一種情況的疼痛上升。建議每天飲用八杯水或運動型飲料。一杯咖啡或軟飲料實際上只相當於半杯液體,因為咖啡因有利尿效果。
- 所有大腳趾受傷,除了足弓高的籽骨疼痛,都能通過減少內旋來幫助恢復。低足弓或平均足弓高度的籽骨炎症也能通過減少內旋來幫助恢復。考慮穿着更穩固的鞋和現成的矯形器。
- 籽骨炎症 (尤其是足弓高類型的) 對鞋墊 / 內襯墊有反應,會糾正鞋型選配 (大小和形狀)。
- 若疼痛因大腳趾受力引起,造成關節疼痛 (或以下疼痛),且疼痛強烈而持久,就應該去看醫生。
- 任何強烈的疼痛都應去看醫生。

- 如病情輕微，在第一腳趾和第二腳趾之間使用趾墊片可以幫助關節恢復。鍛煉中使用趾墊片很麻煩，但在日常活動中使用他們能加快痊癒。

- 白天穿露趾的鞋有幫助，但要避免不穩定的、支撐性差的鞋，比如鞋底薄的拖鞋或人字形拖鞋。

- 醫療矯形器能有效治療大拇指關節僵硬、拇囊炎和嚴重的籽骨炎症，還能預防它們長期進一步惡化。疼痛是受損訊號，構造性持續受損會加重受傷程度。這會導致骨刺、大腳趾漂移，同時籽骨炎症還會發展成骨折。通過常用的醫療矯形器來保持改善腳部定位是很重要的。

- 如果換鞋、使用現成的插入器、冰敷、休息都沒法消除疼痛，應看醫生。療法可能包括照 X 光、注射、固位、醫療矯形器以及外科手術等。

- 照 X 光能確診關節是否受損、是否有骨折以及大拇指的位置是否發生改變。

- 如果單一性受傷特別痛，還可以注射皮質酮。對於籽骨受傷、關節已出現骨刺跡象以及痛風尤其有效。應儘量避免多次注射，此療法應該配合專業鞋型選配和矯形器的使用。

- 固位對創傷型受傷是最有效的，例如腳趾撞上一塊石頭或籽骨因衝擊力受損。籽骨受傷照 X 光常常令人感到困惑，因為好多人天生有 2 到 3 塊骨頭，看起來很像骨折。有經驗的醫生會辨別。若有骨折，很有可能建議使用石膏或可穿脫石膏靴。經驗顯示籽骨骨折幾乎無法癒合，除非患者在 20 歲以下。經過相當長的一段時間，不出意外，這些問題都變得不那麼痛了；因為碎片分離，邊沿變得光滑。這一過程需要至少一年的時間。過程中是無法跑步或健步的，但需要製作精良的矯形器，輔以專業的鞋型選配。週期性的疼痛是正常的。田徑運動員、認真的比賽選手以及精英運動員易於受到更大的損傷，也更有可能需要外科手術。沒有外科手術，疼痛應該逐漸消減，但是需要足夠的時間"不觸及刺激底限"。極少例外的是，若疼痛依舊持續，需要實施移除籽骨的外科手術。籽骨是有功能的，術後可能改變了它在腳部的功能。大腳趾也許會漂移形成拇囊炎，或者腳趾可能會緊縮變形看起來像錘狀腳趾。這種不太常見，但也偶有發生。

- 照 X 光能顯示關節上面的骨刺。如果有大型骨刺，關節看起來受損，最好在考慮外科手術前嘗試每一個保守療法。這些關節痛處會降低移動的範圍，手術則無法令關節恢復正常的功能。而事實上，手術後多數未能保持高水準的跑步或健步的能力。但幾年以後，受損關節有希望隨着疼痛逐漸降低而逐漸適應。大腳趾在沒法沿着關節移動時，相鄰關節就會擔負起大部分的工作。

- 如果關節看起來正常但有骨刺，無法移動又疼痛，手術則是較好的選擇。由於手術只是簡單將骨刺移除，故成功機率很大。人們普遍相信移除骨刺和專業鞋型選配以及矯形器能避免腳趾問題進一步惡化，而不是忽視骨刺。

- 即使照 X 光發現拇囊炎，也有可能幾乎不痛或無痛。腳趾也許彎曲嚴重，關節大大突出。很普遍的是，即使人們所得的拇囊炎大小一樣，疼痛程度也各不相同。有時小個的拇囊炎反而更痛苦。經驗豐富的醫生了解成因後，會竭盡全力消滅成因，在某些病例中會建議手術。

- 實施拇囊炎外科手術往往出於美觀或鞋型限制的原因，但在一定比例的患者身上會導致永久性的損傷。特別悲哀的是手術前原本不痛可能術後形成永久性的疼痛。以下三種狀況建議手術：如有頑固型疼痛，除了適當的保守性治療（包括改鞋和矯形器），風險是可以接受的。此外，不管有痛無痛，拇囊炎的大小迅速發生變化。腳趾在手術調整前已經適應了不利位置，手術就會很容易，效果也會好很多。最後，如果大腳趾朝向另一個腳趾的彎曲角度很大，它們已經開始橫向或反移動。若左邊沒有得到治療，可能會產生受傷連鎖反應造成永久性疼痛。手術很難，需要多個程序校正腳趾和拇囊炎。最好先修正拇囊炎中止進一步惡化，往往就能令其他腳趾在沒有手術的情況下變直。

小貼士

- 為了達到最好的效果，使用全長矯正器，矯正能延伸到腳趾。
- 當疼痛在幾個月內消失後，關節就開始容忍之前導致疼痛的許多事物。受過一次此類傷害往往意味着這個人很容易再次受傷。
- 有些醫生常常建議拇囊炎手術只需要 6 到 8 週即可恢復鍛煉。這往往是錯誤的，當癒合徹底完成前就運動是有害的。患者最好等疼痛消失，就能輕鬆地恢復鍛煉。
- 拇囊炎的成因不僅是鞋太小。有相當一部分比例的情況是遺傳因素。研究者發現全世界患有拇囊炎的人中也有從來不穿鞋的。

何時停止訓練

- 常識指導應用於此類受傷。紅、腫、步幅不正常、疼痛加劇以及日常活動有疼痛 —— 這些統統是休息的理由。

帶痛跑步、健步的後果

- 運動員常常等了太久而沒有尋求幫助。疼痛可能是間歇性的、並不嚴重，常常發生在較長久的鍛煉中。恐懼手術也會導致診斷延誤。不幸的是，當它們已經開始接受治療時 —— 這種延遲已令骨骼慢慢惡化，有可能對關節表面造成永久性的損傷。在這一點上，唯一的療法也許便只是手術了。

- 堅持哪怕一小段疼痛也存在造成永久性損傷的風險。有時在一場重要的比賽之前就開始疼痛了。應理性對待，可能值得冒險嘗試比賽，但疼痛變得強烈時應準備退出。

腳的外面 —— 中間骨突處

Outside of Foot — Midway on the Prominent Bone

第五蹠骨柱狀突受傷
5th Metatarsal Styloid Process Injuries

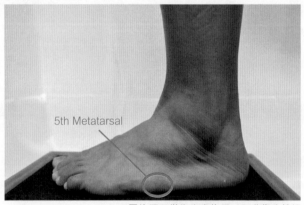

5th Metatarsal

*圖片顯示僅為患處位置，而非傷患情況

疼痛位置

- 腳外面中間骨骼突出的地方，第五蹠骨的背面。
- 預防腳踝扭傷的肌腱和提升腳外部連接此部分的肌腱。此肌腱是腿部外側肌肉的延伸，也有助於腳蹬離地面。
- 疼痛可能出現在骨突處的任何地方或骨突處的前方。

疼痛描述

- 若骨骼背部的疼痛逐漸加強，運動時儘管有輕度受傷，也不會影響到日常步行，這通常被診斷為"止點性肌腱炎"。這是肌腱用力過度、偏離骨骼的結果。有些人天生在此處額外有一塊骨頭，令人不安。這塊骨頭只有在變差時才會形成問題。

- 此處類似的疼痛始於腳踝扭傷，也是止點性肌腱炎，但骨骼上的肌腱同時撕裂，有時會帶着肌腱拉開一塊骨骼。這種狀況幾乎不會產生任何痛楚，而且還會自行痊癒。

- 所有骨突處的疼痛或腳部前面的痛楚均可經醫生來鑒定。

- 任何沿着腳部中間疼痛更加強烈的地方應好好診斷，也許存在着骨骼並未癒合的風險，因此處的壓力性骨折很易發展為真正的骨折。

生理結構簡介

- 附在此處的肌腱會拉向不同的方向。當肌腱附着的肌肉緊張時，便會容易骨折受傷。所以即使只有輕微的骨裂，若傷勢沒有妥善對待也可能無法痊癒。骨裂位置的絲毫差異能令腳無法承受任何重量。

- 腳部的這個位置總是須忍受強壓。尤其腳部後旋或長期在不均勻的表面跑步時，它所受到的力度是超過負荷的。

- 有些人的骨骼形狀天生很大，容易因鞋的擠壓和摩擦而受到刺激。滑雪靴、緊身禮服鞋和跑鞋過窄往往就會造成壓力性損傷。所以在設想受傷更加嚴重以前也應該考慮穿鞋的問題。

成因

- 過度後旋令腳的外部受到壓力，這也是受傷的常見原因。新鞋矯正過度，就會發生以下問題：在此處附着的肌肉肌腱，每走一步都會要把腳步的外側抬起來，所以肌肉會拉直並被過度使用。當中低和後腳跟使用過度,每走一步腳的外面 (即使稍微) 傾斜,也會造成同樣的後果。

- 腳踝扭傷 (當腳向下捲時) 會造成此處疼痛,也許會導致徹底骨折。很多情況下,腳踝本身幾乎沒有受傷,疼痛通常來自於腳。

療法

- 從輕度疼痛逐漸發展而來的傷痛,療法有冰敷、降低跑步里程、休息;往往還要把鞋更換成不太穩固和更中性的。避免在凹凸不平的地表上活動,杜絕過快的鍛煉,一方面持續訓練,一方面讓傷口慢慢癒合。
- 評測你的鞋。任何新鞋都有可能是成因,包括日常活動所穿的鞋。鞋子太窄、太穩定或者穿着太久都值得懷疑。
- 疼痛劇烈、水腫、功能失調或疼到無法走路的患者,都應該去看醫生。

小貼士

"Jones 骨折" 比我常見的壓力性骨折更嚴重。它的癒合速度緩慢,有時完全不用手術。確保醫生已經檢查過腳的情況,排除做手術的可能。有些醫生會把所有的壓力性骨折稱為 "Jones 骨折",其實這個專業術語只適用於更麻煩的、不常見且應立即接受治療的壓力性骨折。

何時停止訓練

- 在你懷疑有此傷痛時,最好休息 2 到 3 天。而且,如果真有這種情況的話就不要勉強跑步了。跑步中的這種疼痛持久,後來疼痛還會更嚴重,或者日常生活中每走一步都會引發疼痛,這就意味着需要休息和進行治療。

- 更強烈的疼痛應該交給醫生進行診斷。中斷跑步，以防傷勢惡化。

帶痛跑步、健步的後果

- 上述提到帶着輕度疼痛跑步是正常的。
- 帶痛跑步很易令此處的壓力反應惡化成真正的骨折。
- 若繼續受傷下去，可能要花幾個月的時間才能癒合，也許還要進行手術。

腳後跟外側 ——
即踝骨以下向腳中間外部移動

Outer Side of Heel — Also Below Ankle Bone
Moving Toward Mid Foot on Outside

腓骨肌腱損傷、鞋跟外部以及骰骨綜合症
Peroneal Tendon Injury Outer Heel Area and
Cuboid Syndrome

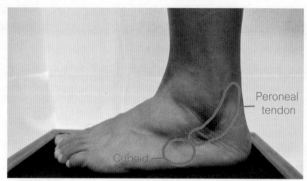

Peroneal tendon

Cuboid

* 圖片顯示僅為患處位置，而非傷患情況

疼痛位置

- 鞋跟外部以及踵骨前面
- 從踝骨以下一直到（腳面上）第五蹠骨柱狀突底
  下，以及踝骨後緣的正下方。
- 疼痛常出現在邊上，但有時腳底的邊緣也會感
  到疼痛。

疼痛描述

- 一般感覺微痛。
- 痛感逐漸加強,有時很難找到具體的疼痛位置。
- 日常走路也會感到痛楚。
- 疼痛往往並不妨礙走路、健步,但痛楚可在鍛煉後出現。而在一開始訓練時,此處亦可能感到疼痛,但熱身數分鐘後消退。
- 更加刺痛、更劇烈的痛暗示有其他傷 —— 尤其當疼痛來自於腳或腳踝內部深處的時候。
- 輕微腳踝扭傷後造成該處疼痛是正常的。若扭傷的時候特別痛苦,請醫生仔細檢查。

生理結構簡介

- 腓骨肌腱從踝骨外部底下的後部延伸到第五蹠骨柱狀突,就在第五蹠骨的後面,包着腳的外部以下的位置。
- 不用沿着腓骨肌腱觸摸而再次產生痛感來證明受傷。
- 有時連接骰骨和其他部位的韌帶會受到刺激或受傷。這塊骨頭也就是外側弓的高點,在跑步的時候受到巨大壓力,感覺類似扭傷。
- 踝骨尖不斷出現疼痛就不屬於此類受傷。

成因

- 許多鞋的腳後跟外部過度柔軟。這會令腳後跟傾斜,額外運動造成此處問題加劇。
- 穿着特定類型的休閒、上班(非跑步)鞋也是成因之一,因為他們會令腳後跟傾斜;當然,也包括穿拖鞋。
- 從穿着已久的、習慣的舊鞋轉變為硬質的新鞋也是成因之一。

任何有關鞋的變化都應該檢查。

- 使用新的矯形器（醫療或現成的）也是一個成因，尤其新的儀器角度過大。當你適應新鞋時，常常會有這種感覺，一兩天後感覺就會消失。

- 嚴重內旋的跑步者穿着矯正過度的鞋，就會產生此類問題——尤其在穿着中性鞋時反而沒有問題。抗內旋鞋抬升了腳的內部，所以外側縱弓支撐着體重並迫使腳在蹬地面時向外移動得更猛。不幸的是，骰骨上的韌帶調節能力不足，就有可能令伸展時出現痛楚。如果逐漸能適應越來越僵硬的腳的位置，這種狀況就可以避免，而內旋就能逐漸發生變化。

療法

- 橫向更穩固的鞋可以令傷勢逐漸恢復，往往還能繼續鍛煉。

- 有時能在跑步用品商店或藥店買到舒適的腳踝撐，這樣也能加速恢復過程。

- 骰骨受到影響時，足上貼布也能提供幫助，但還是去合資格的體能教練、物理治療師或足部專科醫生那裏接受治療吧。

- 柔軟支撐骰骨下方也許有幫助，但如果受傷區域太柔軟就不行了。

- 情況嚴重話的則可能需要矯形器。

- 如果疼痛一直增加或持續超過 5 或 6 週，應看醫生。

- 如果疼痛因換鞋引起，換回以前的鞋型直到傷勢痊癒。

小貼士

- 嘗試感受肌腱(肌腱往往很小,也很難找到)。若肌腱柔軟且腫脹,應看醫生。

- 常犯此類傷病,就會很好得適應腳的傾斜變換,常被誤會為其他傷痛。一旦開始治療,若持續訓練,可能需要多花幾天時間才會看到進展。特別在遵守守則的情況下,帶傷跑步、健步與傷勢痊癒齊頭並進是可能發生的。

- 骰骨綜合證在傳統上,可以用腳的控制來治癒。多年經驗顯示這種做法是徒勞的,有時還會令傷勢惡化。通常這種療法要配合貼布以及其他加強痊癒過程的治療手段。

何時停止訓練

- 如果曾經感到刺痛或發現到腫脹的現象,應該看醫生並中止訓練。

帶痛跑步、健步的後果

- 不休息會令恢復的時間更長,應穩定地去改善。

- 這部位的其他傷勢可能會更嚴重,包括壓力性骨折和肌腱撕裂。如有可能出現任何一種情況,要立即看醫生。

腳的內部 —— 踝骨處
Inside of Foot — at Ankle Bone

脛骨後腳內側 / 踝管
Tibialis Posterior Medial Foot/Tarsal Tunnel

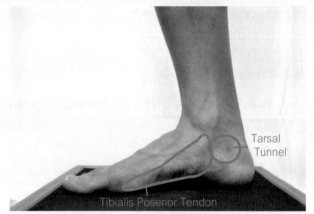

Tarsal Tunnel

Tibialis Posterior Tendon

*圖片顯示僅為患處位置，而非傷患情況

疼痛位置

- 向前跑 1 到 2 吋的時候，沿着腳內側踝骨處會發現疼痛。此處任何地方都有可能疼痛。

- 許多情況下，只有在向前的時候才能感受到腳內側上的疼痛。另一個疼痛點在踝骨附近。疼痛往往集中在特定的位置。

- 疼痛也會經由腳內側以下延伸到很深入的地方。

- 有時這種狀況也會被誤認為是踝骨內部疼痛。

疼痛描述

- 首先，疼痛會從一次跑步或健步中逐漸加深。如忽然變得劇痛往往意味着更嚴重的受傷。
- 若疼痛開始像腳踝扭傷一樣，就不屬於此類受傷。
- 感覺就像是稍微疼痛夾雜着普通酸痛。若有刺痛感，還是要去看醫生。
- 平足和蹬地的時候會有痛感。
- 輕度病例能通過用腳面走路來紓緩疼痛。然而最終可能沒甚麼效果，因為受傷的肌腱很辛苦地拉着腳在外部邊緣上，這樣會令傷勢緊張下去。
- 休息能消除痛楚，但日常走路又會繼續痛。
- 沿着腳內側或內側以下有時會出現抽筋或肌肉痙攣。這也許會發生在夜間或腳沒有承重幾分鐘的時候。

生理結構簡介

- 疼痛來自於一條很重要的肌腱，它始於大腿內側的肌肉，延伸到踝骨內側然後附着腳的內側，稍稍在腳內以下。肌肉和肌腱支撐足弓，提升了腳的內部來防止過度內旋、幫助推進。
- 有兩條附加肌腱、一條血管、一條動脈和一條神經通過此肌腱穿過一條窄小的通道。堅韌組織的緊張皮帶能抵抗腳踵內捲和足弓過平，它把上述這些全部保持在原位。
- 另外兩條肌腱可以提升足弓，因為它們能令腳趾向下捲。這兩條肌腱也有可能受傷，疼痛程度非常相似。當這些肌腱在跑步或健步受傷的時候，可以使用同樣的初期療法。醫生在實施大量的救治之前，需要確定哪條肌腱受傷以及它的受損位置。
- 有時神經也會受到刺激，常常被稱為踝管綜合症。在這種情況下，疼痛從腳底散射開來。這種傷勢也常常被誤診。很多病例中，支撐足弓的足底筋膜也會散發疼痛。同時足底筋膜常常會感到酸痛，因為這種腳型的脛骨後肌腱受到了額外的壓力，所以足底筋膜很易受到額外壓力。

- 若踝管內的肌腱受傷，肌腱就會增厚。這會令神經受到壓力，如果壓力很顯著，就會造成疼痛或異常的感覺，例如刺痛或知覺下降。通常在肌腱癒合以後，所有神經問題也消失了，然而這要花費的時間更久，因為神經癒合的時間也更長。

成因

- 腳的足弓低，此處肌腱更易受到壓力；
- 過度內旋（腳在蹬地時轉向內側）；
- 所穿鞋的穩定性不夠，無法配合腳的移動（因鞋的選擇，可能要幾周後才會體驗到疼痛）；
- 日常鞋的支撐力不夠或者沒有支撐：夾腳拖鞋、女士平底鞋；
- 赤腳走路；
- 穿着比賽平底鞋代替支撐型跑鞋；
- 長期在傾斜的表面上，比如路的一邊上進行跑步或健步。

療法

- 初期療法通常從顯著增加足弓的支持開始，預防或減少內旋。使用更穩定（移動控制或穩定性）的跑鞋、現成的矯正器和足弓貼布都能有所幫助。禁止赤腳走路，不要穿着不穩定的日用鞋。這些調整往往都能讓跑步者一般跑步一邊癒合。
- 冰敷有助恢復之餘還能縮短傷痛的時間。每晚用冰塊直接在受傷的地方摩擦 15 分鐘直到麻木。
- 彈性腳踝支撐也許能幫點忙，但它的效果不如穩定的跑鞋加足弓支撐矯形器。足踝支撐導向和壓縮在日常活動和輕度受傷中都能提供幫助。當然，要獲得最大的支撐力就需使用上述的所有器械了。

- 若踝骨腳底到腳內側骨的肌腱有酸痛或腫脹的現象，避免跑步，休息至少 3 天。通常感到輕度酸痛的受傷會對上述所有自我療法有所反應。但如果傷痛加強且腫脹的話，就要看醫生。脛骨後肌腱對跑步和健步來說至關重要。若這條肌腱發生撕裂或鍛煉，就會導致足弓下陷、關節炎，常常還要進行各類手術。

- 物理療法是有幫助的，但在受傷成功癒合之前要避免強化運動。加強脛骨後肌到某個程度是很困難的，因為它能克服先天腳型不良。長久地加強腳的結構是很重要的，能減低再受傷的可能性。

- 醫生可能會打石膏固定或請你使用助行器。若創傷還未有癒合，建議不要訓練。輕柔的活動或單用枴杖移動也會導致受傷。

- 醫生也許會用 MRI 來確診受傷的肌腱是否撕裂，這有助於是否需要採取更進取的療法。

- 除非一切都失敗，否則不要直接在脛骨後肌上注射。如休息了幾個月傷勢仍未好轉，則可能由於肌腱斷裂。在此處的兩條肌腱注射的話風險會較低（雖仍有風險），不過仍可用 MRI 來確定受損的具體位置。

- 如果被建議進行神經傳導研究（可能出現踝管神經症狀，Tarsal Tunnel nerve symptoms），儘量找一位對此傷勢有經驗的專家。陽性的測試結果代表神經已經受損，但對此並沒有標準的治療方法。如果受傷嚴重到施手術也無法令神經恢復，通常也不會顯示為陽性。即使結果顯示"正常"，神經也有可能受傷。確保醫生所作的保守治療足夠及全面，有足夠的時間令傷口癒合。

- 如果疼痛反覆出現，或由於腳型不正而非訓練或選鞋不當導致受傷，則需要使用訂制的醫療矯形器。

小貼士

- 如果一雙能夠徹底提供支撐的好鞋都沒法促進傷勢癒合，那麼有可能肌腱撕裂。
- 輕微到中度病例一般在兩周以內能恢復。
- 肌腱嚴重受傷時，癒合往往需時 3 至 4 個月。
- 如果已經發生脛骨後肌肌腱撕裂（非鍛煉），需要花 6 個月到 1 年的時間休息，停止跑步一般能避免動手術。但仍需小心選擇替代性運動。
- 若肌腱斷裂或拉緊（醫學術語為"attenuated"），一般會建議做手術，可能無法再進行長距離的跑步運動。

何時停止訓練

- 損傷細微的時候，大多數還是可以繼續訓練的。常識顯示：如果肌腱已經水腫且酸痛，肌腱撕裂的可能性會大大增加。如果有發炎並感到強烈痛楚，應停止跑步及馬上看醫生。

帶痛跑步、健步的後果

- 一次撕裂可能會導致腳踝和腳步坍塌。
- 重傷會令蹬地和保持正常步幅的能力降低，也會因代償作用導致大腿後肌和其他區域受到更重的傷害。

足跟底（常在內側）——
也會沿着足弓底到腳的前部

Bottom of Heel (Often Inside) —May Extend Along Bottom of Arch all the Way to Front of Foot

足底筋膜炎 Plantar Fasciitis

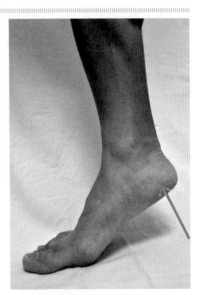

* 圖片顯示僅為患處位置，而非傷患情況

疼痛位置

- 包括以下其中一處或多處：

1. 足跟底，疼痛可能會散射到兩側。

2. 足跟後。

3. 足弓腳下側，從腳後跟向前延伸到前腳掌。

4. 非常常見的是足跟兩側疼，向前延伸到足弓區域。

疼痛描述

- 一般初次感到痛楚的地方在足跟底。足弓腳下側也許會痛，或這兩處一起痛。坐下或躺下後的痛楚很特殊，特別在早上起床後的頭幾步。疼痛會隨着許多活動加強，但在跑步或健步的時候，痛楚在熱身幾分鐘後會減低。很多嚴重的病例沒法進行熱身運動，可能會導致跛行。稍微輕微的病例依然會感到痛楚，休息日的時候痛感下降，但繼續訓練時又像以前一樣痛了。

生理結構簡介

- 足底筋膜是結締組織的一條堅韌的、平坦的皮帶，附着在足底到足跟下側前部的地方，在前腳掌處扇出。當你把腳趾向上彎曲，就能感到中央腱束帶變緊了，尤其在足弓後面靠近足跟的地方。還有另外兩條腱束，其中一條沿着足弓的內側，另一條則沿着足弓外部靠近腳 "外部中間" 的骨頭底部（第 5 蹠骨柱狀突）。大多數受傷都跟踵骨前面腱束上這幾條纖維的拉伸或撕裂有關。

- 情況嚴重的還有該處全面撕裂、腱束帶疏鬆，不再像正常一樣那麼緊。足底筋膜的目的就是支撐足弓的弧形。如果沒有筋膜，腳在蹬地的時候就無法保持穩固的結構。缺乏筋膜，腳就會保持鬆散，缺乏彈性，就會導致其他關節負荷過大。非常少見的狀況是足底筋膜受傷令足弓高度大大降低，可能發生輕微的足弓塌陷。這個組織的自我修復能力很差，因為它是纖維階梯組織，沒有大量的血液流動。它還會遠離足跟，導致骨骼表面真正受損。有時即使是癒合了，增厚區域也會暫時形成修復組織，盡力連接起傷勢減弱的地方。如果組織出現在足跟底，可能會被誤認為是足跟骨刺。有些醫生會稱它為滑囊炎，但它並非滑囊炎。足跟骨刺會在這一銜接的地方形成，但骨刺往往不會令人感到疼痛。我們站立的時候，它們離地面幾乎都很遠。足跟骨刺出現在許多足跟從來不會痛的人身上，我們認為骨刺其實是鈣的集合，有炎症的時候就會形成骨刺。有些人的鈣質很集中，無法保持在溶解狀態，會在筋膜纖維裏集中起來形成晶體。骨刺的出現與疼痛次數和疼痛的再次出現沒有直接關係。

成因

- 足夠受到向下的力拉扯筋膜超越它的強度，就會發生筋膜受傷。單一受力可能會產生受傷，但更常見的是逐漸累積導致受傷。跑步時穿着舊鞋或支持性差的鞋，更換薄低競賽鞋或釘子競賽鞋過快或過渡時間過久都是受傷元兇。非跑步時間穿跑步鞋往往還會令傷勢惡化。穿拖鞋或赤腳走路太久、體重上升、過度進行其他活動（比如跳繩、跳舞和舉重）都是主要原因。任何腳型都有可能發生足底筋膜炎，平足得此病的可能性並不高於其他類型。

療法

- 初期療法集中在支撐足弓，預防拉伸力量 —— 即使痛的地方在足跟底。雖然在腳後跟加墊會在起初因足跟柔軟而覺得好一點，一旦診斷出是足跟底膜炎，幫助癒合的最佳方法還是要使用恰當的足弓支撐。
- 一直穿着支撐性的鞋 —— 特別在早上起床邁出第一步的時候。
- 購買現成的矯形器（足弓支撐）。
- 用足弓支撐方法給腳纏上貼布。貼布位置越多越好。
- 每天冰敷酸痛位置 20 分鐘，若變得更加酸痛，用冰來按摩。
- 如果疼痛持續超過 2 到 3 週，加入這些療法：
- 睡覺時採用夜間夾板（使用前最好諮詢足部專科醫生）。

- 進行輕柔的小腿伸展訓練（首先聽取建議，然後在操作的時候要非常、非常輕柔）。
- 如果進展緩慢或毫無進展，而且 4 到 6 週後還是無法走路／健步，建議：

  1. 看醫生（最好是擅長運動足部問題的醫生）。
  2. 考慮有經驗的人所製作的特製醫療矯形器。

小貼士

- 不要自行伸展足弓，尤其在受傷的頭幾個月。

- 除非矯形器、貼布和休息都無法提供足夠的紓緩，否則最好別注射皮質醇。因這會令筋膜變得脆弱，如果在注射後的一段時間內沒有好好保護腳，可能會令導致筋膜進一步損傷。人工皮質酮能減痛，許多足底筋膜炎的患者不清楚這一點，會在無痛期的時候令損傷加重。很多情況下，如果能正確並小心使用皮質酮注射，則是很多嚴重傷勢的寶貴療法。

- 輕微創傷可在幾周到幾個月內痊癒，但嚴重的傷勢常常要持續一年才能令疼痛徹底消失。這段時間裏，輕微腫痛、足跟或足弓稍微敏感是很正常的。短暫的熱身活動後，你應該可以進行無痛的跑步或健步，然後僅有輕微的僵硬。矯形器和鞋內支撐物能預防恢復過程中的疼痛。若疼痛可以控制在這些參數中，癒合就會正常開展下去，疼痛也會逐漸消失。如果疼痛過強無法走路或健步，或疼痛在 12 個月內還沒有減弱，就需要考慮採取進一步的醫療手段。

- 由於手術程序很簡單，有些醫生很渴望實施手術，令手術過於頻繁。手術包括切入筋膜 2/3 處，延長筋膜、減少肌腱。手術之後，我卻看到很多患者的病痛並未紓緩。即使手術對筋膜原本受傷有效，失去正常強度和長度的筋膜會導致腳部的次級問題，往往在幾個月後就會出現。

- 很多醫生會通過"月診斷"來追蹤病情。足跟外部疼和神經卡壓會混淆。足跟內側疼痛被認為是踝管綜合症。這些情況都是極其少見的，幾千塊錢已經浪費在昂貴的診斷和治療方式上。足底筋膜疼痛是多種多樣和非連貫的，如果筋膜原本受傷已經適當地癒合，附近的疼痛往往也會消失。如果被告知患有其他更罕見的病時，就需要很小心，也許還得考慮其他醫療意見。

- 腳部強健的人很少患有足底筋膜炎。

何時停止訓練

- 出現任何受傷的早期跡象，休息幾天是很明智的。可是，如果初始受傷所造成的損害很嚴重，休息幾日到幾周可能都無法解決問題。這種情況下，就有必要尋求其他的方式保證可以一邊跑步一邊康復。

- 按照小貼士章節所講，除非組織徹底癒合，否則跑步時可能產生微痛，但仍是可以接受的。然而若跑步時感覺疼痛加劇還要堅持跑步就不太明智了。

- 足底筋膜炎的疼痛劇烈時，最好避免速度鍛煉、快速跑和斜坡訓練。

帶痛跑步、健步的後果

- 超越輕微受傷類的疼痛暗示筋膜和足跟的損傷在持續惡化。這也就說明需要更長時間才能令傷勢癒合。

- 完全帶痛跑步的人常常需要 2 或 3 年令傷勢癒合。

- 遵守上述規則的人，謹慎地把疼痛保持在輕微程度，在持續跑步的時候，也會癒合得很好。

預防

- Jeff 採用稱為 "腳趾伸展" 的訓練，幫助其他跑步者在預防足底筋膜炎上取得了巨大的成功：腳背打直，伸縮腳步的肌肉直到抽筋。你可以每天在每隻腳上做 10 到 20 次。

足跟背部 —— 有時在足跟下面
Back of Heel — Sometimes Underneath

後腳跟痛 Posterior Heel Pain

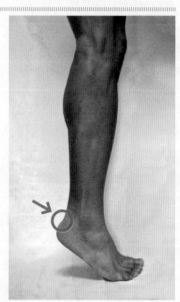

* 圖片顯示僅為患處位置，而非傷患情況

疼痛位置

- 通常這種疼痛情況都在腳後跟的背部，甚至還會足跟下面還有部分疼痛。有些情況中，疼痛從腳後跟的兩側散開來。疼痛往往還會向上延伸到腳後跟的背部，但也不是每個案例都如此。腳後跟以上的跟腱疼痛，在腳踝受傷章節中有所探討，它和這類型的傷痛沒有直接關係。

疼痛描述

- 疼痛類型多種多樣，有悶痛、劇痛、刺痛感。
- 無法站立、行走或跑步的時候，只有幾個案例會感到疼痛。
- 大多數情況下，只有一隻腳會受到影響。例外的是青少年和兒童的生長疼痛。
- 腳後跟背部較高的地方可能有腫脹。
- 疼痛常見於早晨起牀後的首幾步、跑步或步行的頭幾分鐘，然後在鍛煉中痛感會逐漸消失。

生理結構簡介

- 跟腱是小腿肌肉的伸延，插入腳跟的背部，它像扇一樣在腳後跟和其一樣的寬度散開。只有跟腱最深的纖維才會直接附着在踵骨上。其他的跟腱則圍繞足跟底部，形成足底筋膜。所以，當跟腱直接附在足跟下半部分上的骨頭時，跟腱就像皮帶一樣把足底包裹了。
- 有一層包含液體的結締組織稱為足囊，位於跟腱和腳後跟背部上三分之一處之間 —— 在踵骨附着的肌腱以上。
- 足弓高的人往往在足跟背部有一個腫塊。足弓高迫使踵骨向後傾斜到跟腱，逼迫足跟背部的最上部分和跟腱產生摩擦。最終由於長久的刺激，發展成為骨狀突出。這也成為 Haglund 氏變形。當它出現頻繁，肌腱便更常被摩擦，由於鞋所產生的壓力令肌腱受到刺激。這往往會令足囊發炎，因 Haglund 氏變形而產生紅腫。踵骨長期受到過度摩擦會導致腫塊持續變大，最後變成一塊非常大的、很易受到刺激的凸起狀物。
- 足弓高的人更易得 Haglund 氏變形，足跟在一定的角度內移動，很易內旋。這種腳後跟的向外傾斜會對跟腱外部產生很強的摩擦。角落外部的腫塊大小往往會在這種情況下變大，也會變得更麻煩，因為受力面積變小、力度增強了。跟腱連接的地方也會產生骨刺。

- 足弓低的人，在此處不會產生後跟腫塊也不會有痛感，往往更易痊癒。

- 跟腱受到過度的刺激，包裹足跟的跟腱就會受到磨損。

- 足跟背部最低處的疼痛是因足底筋膜炎變來。此處受傷稍微有所不同，但是治療足底筋膜炎的方法也是有效的（見本書足底筋膜炎章節）。

- 兒童和青少年在踵骨上的韌帶層更加柔軟，是他們的生長中心。擁有這種生長中心的長骨頭被稱為骨突（apophysis）：足跟、大腿、手指和手臂 —— 不似扁平的好像顱骨一樣的骨頭。骨突提供的細胞再生供給比普通骨骼細胞更快。骨突成熟後，這些細胞會進入骨骼，因再生速度而加長了骨骼，附在腳後跟背部的跟腱，靠近骨突，足底筋膜附在靠近足跟底上的骨突上。這兩種構造間的巨大拉力會刺激骨突較柔軟的本質，導致跟骨骨突炎（calcaneal apophysitis）或跟骨結節骨軟骨病（Sever's disease）。足跟骨突的反覆移動和刺激並不影響成人踵骨的生長和結果。

成因

- 足跟後背痛最常見於止點式跟腱炎，源於刺激足囊、跟腱纖維或踵骨，往往也因為跟腱的巨大力量導致。足跟後面痛的人往往腳上有缺陷，會聚集額外的壓力導致此處受傷。

- 過度內旋或外旋會對此處跟腱造成額外壓力，因為在停下腳步時會向外或向內重複翻轉。

- 各種類型的關節炎會導致足跟疼痛 —— 常見於身體其他部位有

關節炎的患者。

- 兒童及青少年足跟疼痛（上述提過）源於任何要求跑步的運動。更高的足弓、更大的衝擊力和過度使用都是成因。兒童精力充沛，不管在哪都有力氣過度使用矯形器械，無關腳型。
- 過度或過於頻繁的伸展跟腱是足跟後下半部疼痛的常見原因。在柔軟的表面上跑步或走路，例如沙子或雪，以及跳繩都會造成此種傷害。
- 足跟背部上的壓力會導致滑囊炎。常見原因有鞋子過短，穿着硬質靴子過久（比如滑雪靴），以及久坐的時候足跟在堅硬的表面上休息。

療法

- 冰敷對此很有用。拿一塊冰，每晚直接在患處上不停摩擦 15 分鐘。
- 不要忽略疼痛。低頻率的疼痛很易忍受，但是帶着這種傷痛跑步往往會令傷勢惡化，大大延長原本所需的恢復時間。
- 足跟提升會讓腳在所有類型的鞋中也能受到磨損。高跟鞋或超過中等高度的鞋更會惡化受傷的區域。
- 當進行正常距離訓練時，行走比跑步更易承受，而且更能維持大部分的適應（例如調整、動作、時期）。
- 在經驗豐富的跑步用品商店店員的幫助下，正確地選擇鞋子可幫助減少內旋或外旋情況。
- 有時現成的矯正器或較柔軟的矯正器也會有所幫助。但是它們如果無法加速癒合的話，訂制型矯正器更能持久地產生效果，可向醫生查詢。
- 避免斜坡或速度訓練。
- 對於骨突（骨狀突起），許多跑步用品商店出售的鞋跟軟墊能有助治癒。假若不行的話，支撐性足弓貼布和質量好的訂制型矯形器可降低相關刺激，有助傷口癒合。不過一般使用訂制型矯形器的情況其實很少。

- 有時這些初期療法未必一定有效。醫生很有可能對足跟進行 X 光片檢查，看看根據突出的狀況來說是否有骨刺，它的出現會令癒合更困難之餘也更易受傷，但其實多數情況下並不需要去除它。很多人都有骨刺，但從來不覺疼痛。醫生可以通過檢查來判斷是否患有足囊炎。如果疼痛沒有變化或者毫無癒合的跡象，MRI 檢查就能確診是否有足囊發炎、骨骼受傷或者肌腱受損。療法是針對受損區域的。如果所有其他療法都失敗，而且受傷已達數月之久，有時直接在跟腱深處注射並限制足囊會產生效果。在這種情況下，停止跑步，酌情使用石膏或固形靴約一個月。

- 極端情況下，手術修復足跟也是一個選擇。但不能保證成功率，手術有幾個程序。在跟腱止點以上去除側向 Haglund 的腫塊，手術很有效也相對簡單。手術要求至少 8 週無跑步的恢復時間。如果腫塊沒有問題的話，手術也無法治癒。考慮手術時，儘量尋找經驗豐富的醫生，要求進行全面診斷。有時，肌腱脫落後又重新附着在骨錨上。有種更新的程序叫 Topaz，並不需要打開足跟，僅用射療的方法，可靠性有待證明。

- 物理治療、針灸和其他附屬療法也是有幫助的。激光、超聲波、電療、離子導入、超級磁療以及局部療法已經取得相當比例的成功。最近還有關於高頻超聲波衝擊波療法的積極報道，稱之 ESWT 療法。還有一種新型的低頻療法，初期報道顯示效果很好。不是所有的受傷都有反應的時候，可以採用這種療法避免手術、醫治受傷。受傷嚴重時，清晰的診斷是很重要的。

- 此類受傷可以通過幾週的固位來癒合。

- 如果手術是唯一的選擇，建議禁止跑步 6 個月。這個選擇是困難的。特定的後足跟受傷需要很久的時間來癒合，而且受傷區域還不能受到明顯的刺激。若休息數月後疼痛依舊存在，選擇手術吧。

- 在跑步用品商店裏購買足跟墊能解決兒童和青少年的骨突問題。如果沒有效果，可能需要支撐性的足弓貼布和現成的矯形器加快癒合過程。極少情況會使用訂製型矯形器。出於實際的原因，兒童成長過快，建議使用現成的矯形器。生長中心在男孩 16 或 17 歲、女孩約 15 歲以前一直是打開的。幸運的話，無需徹底閉合骨突令疼痛消失。如果腳後跟疼痛的時候已經超過這一年齡限制，就不是骨突。

小貼士

- 很多人需要永久性地抬起腳跟（用穿鞋的辦法）來預防問題重複出現。

- 急性疼痛時伸展跟腱很有可能會令情況惡化。有時夜間夾板會有所幫助，所以請醫生仔細檢查後確定治療模式。注意有種襪子儀器有時對足底筋膜眼很有效果，但對此類足跟後部的問題卻不見得很有效，但也需小心出現過度使用夜間夾板的情況。

- 跑步和行走的時候盡可能保持腳跟直立是很重要的。訂製型矯形器也許會用幾個實驗模型來確定最佳位置 —— 也會有成功的效果。調整矯形器是正常程序中的一部分，而不是由於醫生太差勁。通常第一次矯正時的幅度都會較大，但隨着傷勢癒合，則可能將幅度減少。

- 很多偉大的運動員都是因為足跟後部受損炎症才不得不退出比賽，儘早發現問題是很重要的。

何時停止訓練

- 在受傷初期就進行休息能預防長期的併發症。記住，有相當高比例的此類受傷是因為足囊發炎。足囊感到疼痛的時候，就開始擴大，令液體慢慢聚集，令上部位的壓力增加。所以，活動會加速腫脹和損傷。休息數日令腫脹變小，這樣你在足囊縮小的時候就能從事輕柔的鍛煉。

帶痛跑步、健步的後果

- 單次疼痛可能很快就能痊癒，也不會進一步惡化。如果在重要的賽事中出現疼痛，而之後您是計劃休息的話，邏輯上可繼續比賽。

- 帶痛長期訓練是很不好的想法，因為會出現踵骨腫塊的永久性生長或骨刺，可能令肌腱永久受損，而足囊會形成纖維化的疤痕，再無法縮回普通的大小。

區域2—腳踝
The Ankle

多數在腳踝外面 ——
但有時也在腳踝內

Outside of the Ankle Mostly —
But Can Be on the Inside

腳踝扭傷 Ankle Sprains

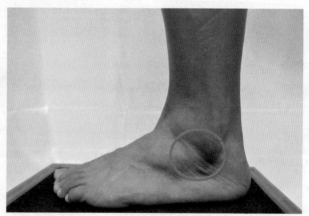

* 圖片顯示僅為患處位置，而非傷患情況

疼痛位置

- 當腳向外過度翻轉的時候，疼痛會聚集在腳踝外部，這被稱為內翻扭傷（inversion sprain）。

- 不太常見的是，當腳翻轉時離內側太遠，就會造成內部腳踝受傷（外翻扭傷，eversion strain）。

- 內翻扭傷影響的主要區域有踝骨、大腿或者是腳的上部。

- 外翻扭傷所產生的疼痛圍繞在踝骨內部或腳的

內側。腳踝以上的區域也常常會感到疼痛。

- 扭傷會造成大腿或腳部的一些區域受損。如果某些意外區域疼痛異常，應該好好接受檢查。

生理結構簡介

- 從踝骨外面到腳附着了三條韌帶。在正常的跑步、行走移動中，腳會翻轉到中立的位置，腳踝平衡身體重量和向前運動的力量。腳持續過度翻轉，主要韌帶會嚴重受壓，還有可能撕裂。韌帶連接處的骨骼上往往很受力，連骨骼也能斷裂。當腳在轉動期間翻過骨骼時，其壓力足以令遠離韌帶的骨頭發生骨折。有時腳踝處的韌帶的作用只是令肌腱帶來酸痛效果。

- 外翻扭傷會令圍繞在內部踝骨的大型堅固韌帶受傷，或者拉傷支撐足弓的肌腱，這條肌腱從大腿內部延伸到腳踝。腳踝內部大型韌帶受傷需要很久才能痊癒。

成因

- 內翻扭傷常常因在不知道的和不規則的地面上跑步而產生。腳踝脆弱的人更容易患內翻扭傷，而不穩定的鞋子也會令受傷風險加大。

- 外翻扭傷往往因在不穩定的表面上跑步而導致。體重更重、腳踝脆弱以及腳內旋都會產生壓力、令受傷風險增加。

- 橫向體育移動（美式足球、足球、籃球）遠比像跑步、健步這樣的線性運動造成外翻扭傷的風險大。

療法

- 首先，全面評估腳踝。多數情況下，事故均發生在鍛煉期間，跑步者 / 健步者必須找到回家、取車的方法。在人體原本的設計中，縱然扭傷得頗厲害，也能在痛楚中行走幾分鐘。雖然嚴重扭傷或骨折的話可能導致無法走動，但幸好這也不常發生。其實在受傷的那一刻，除非出現嚴重度扭傷，否則是很難判別受傷程度的。即使腳踝出現"卟"的聲音，但其受傷程度仍不及斷骨嚴重。這聲音通常是因伸展腳踝令足骨最高處傾斜而脫離骨臼，"卟"一聲也許是吸力被釋放的結果。

- 有時跑步／健步的行為（若有可能）會加速輸送血液和液體，因而令到疼痛逐漸降低。如果只進行短程跑步而且痛感輕微，傷勢就不會進一步惡化，而且腳／腿仍能正常運作。

- 如果刺痛或痛楚令步履略跛，仍可小心且輕柔地繼續跑到下一個中途站。但若跑步時出現扭傷，則應從跑步改為走路。

- 如果每走一步都會令疼痛上升，最好還是停下來尋求幫助。

- 如果痛楚劇烈到令你無法支撐自己，立刻尋求幫助，同時考慮當作緊急意外處理。

- 彈性壓縮護腿或彈性繃帶等工具可將患處瞬間壓縮，適用於輕微扭傷。

- 立即冰敷。用冰包裹腳踝，盡可能把腳抬高過頭。

- 情況嚴重的話，最好立刻看醫生（急診室等）。如果需要手術，最佳時機是在腫脹發生之前。否則治療會產生大量延誤，無法立刻消炎。

- 壓縮和冰敷的頭一兩個鐘頭後，繼續使用壓縮和冰敷約 20 分鐘。每 2 到 3 個小時一次。預防大面積的發炎就能加速痊癒。幾天後，往往就不需要彈性貼布了，但還是建議使用彈性踝部護腿。

- 儘快看醫生的情況有：1. 儘管已在治療但水腫仍是很明顯；2. 個人無法支撐體重；3. 還是非常痛。

- 醫生會照 X 光確定是否有骨折。有的腳踝骨折不像想像中的那麼疼，有的踝骨骨折並不需要石膏，還能走路。建議使用物理治療，加速恢復過程。

- 如果扭傷輕微到可以在家進行治療，最好在大部分腫脹消失以前避免運動，因為走路的時候並不痛。跑 / 走 20 分鐘能測試出是否可以開始訓練。剛開始跑的時候，最好每走一分鐘，跑 10 到 15 秒鐘。如果出現輕度酸痛，往往運動是很安全的，但是如果有顯著的腫脹和疼痛，踏地和邁步有巨大變化，或者日常行走還持續出現酸痛，就應該推遲鍛煉。等幾天以後再進行嘗試。

- 大多數的內翻扭傷都可在家治療，少於 3 到 4 週就能痊癒，一般週期是 2 週。外翻扭傷的痊癒週期往往要超過 2 週。

- 開始鍛煉時，考慮使用彈性腳踝護腕是明智的。開始癒合的頭幾週再發生一次扭傷的話是很危險的，因為肌腱和感覺神經都受到干擾，反應速度也變慢了。腳踝護腕有助腳踝對突然爆發的力量產生更快的反應，降低再次扭傷的可能。

- 如果外翻扭傷伴隨腫脹、跛行或疼痛，則更為嚴重，需要看醫生。如果疼痛一般並無腫脹的現象，可採用治療內翻扭傷的冰敷療法來應對外翻扭傷。這會有助於預防內旋，令雙腳從外翻扭傷恢復中稍微外旋。因為每走一步，腳踝的內部都必須非常努力。內旋消除後，負荷就會變小。

本體感受練習 —— 為了復健和預防未來扭傷

這些練習訓練神經並令肌肉快速適應不均勻的地形，預防未來扭傷。如果這些訓練並沒有引發疼痛突然加劇，嘗試測試性鍛煉是很安全的。即使以後你重新開始訓練了，最好還能繼續做幾週這樣的練習。除非受傷嚴重，幾週都沒法活動，普通的加強練習不如這些本體感受練習重要。隨着訓練恢復，腳踝強度會全面得到改善。在打石膏、固位或肌腱受傷後，建議加強腳踝針對不斷出現的扭傷。

- 疼痛一開始下降，就可以為你準備返回活動而開始治療。坐着的時候抬高腿部，向上和向下彎曲腳踝。腳尖向下再向上，反覆約一分鐘。少量的、輕度疼痛是正常的 —— 但感到刺痛或劇痛的時候，額外休息一日。如果傷勢並沒有惡化，每天就可以多做幾組這樣的練習。

- 若從事上述練習並沒有感到疼痛，就可以加入第二階段：端坐時，把腳像以前一樣抬起，相信大腳趾指尖像鉛筆頭一樣。大腿保持不動，但用腳趾末端書寫字母的時候旋轉腳踝。一天可以完成多次這種旋轉練習。

- 若從事上述練習並沒有感到疼痛，開始站樁練習。最方便、最有效的，往往也是很簡單的，並不需要任何器材。用傷腿保持站立，平衡腳部的力量。將未受傷的腿抬離地面，從前到後、從一邊搖擺到另一邊，一分鐘內快速改變方向。這一動作要求平衡很好。如果沒法做到，不得不點地，不斷重複練習直到你幾乎每次的一分鐘練習都可以完成得很好。不要用手和手臂輔助平衡。建議穿鞋。

- 接下來，進行赤腳練習，最終達到可以光腳站立在柔軟的表面上，比如草地或枕頭。進行最終測試時要閉上眼睛。

小貼士

- 一次扭傷以後，數月內對不規則的地形感到緊張是正常的。

- 韌帶撕裂徹底修復需要幾個月的時間。若腳踝重複扭傷，韌帶就無法癒合。

何時停止訓練

- 若有腫脹或者無法以正常的步幅跑步或步行，就不要考慮鍛鍊。返回鍛鍊時可能會有輕度疼痛。那麼，應該減少運動時長、降低運動強度。如果改善變慢了或中止了，多休息幾日。

帶痛跑步、健步的後果

- 腳踝腫痛的時候，無法保護軟骨表面、防止肌腱受到壓力。身體轉變為癒合 / 保護模式，除非創傷已經修復，否則無法適應練習。如果此時再過度使用腳踝，癒合變慢或終止，就會產生更多的創傷。

外踝骨上或其周圍

On or Around the Outer Ankle Bone

外踝 Outer Ankle

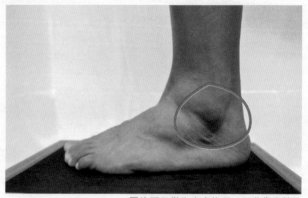

*圖片顯示僅為患處位置，而非傷患情況

疼痛位置

- 外踝骨上或其周圍。
- 踝骨上大腿骨（腓骨）外或踝骨後痛。

疼痛描述

- 腳踝剛剛扭傷引發的疼痛不是這種受傷。
- 腳踝過去扭傷的舊傷餘痛是受傷的原因之一。這種酸痛或刺痛會隨着活動而加強。可能在日常行走時，疼痛輕微或不存在，但會因活動刺激感到疼痛。

- （無任何扭傷事故）踝骨後或其幾英尺高的地方感到僵硬會產生疼痛。
- 如果僅是踝骨附近受傷，可能會被誤認為是跟腱炎，除非骨骼本身感到酸痛。
- 骨骼本身的刺痛是有可能的，也是考慮因素之一。

生理結構簡介

- 外踝骨和腳之間有三條韌帶連接。它們都是伸展開的，腳踝扭傷的時候，有時會發生撕裂。也許需要很久的時間修復到“正常”狀態，有時則永遠都不可能徹底恢復。當腳彎曲在腳踝的時候，韌帶會因受傷增厚、變弱，伸展起來就痛苦，有時也會捏縮在踝骨和腳之間。
- 扭傷會伸展並傷害兩條源於大腿外部肌肉的肌腱（腓骨長肌和腓骨短肌）。肌腱向下延伸到小腿腿骨，穿過背面的骨槽和踝骨骨槽（外踝）下。當腳踝翻轉為足內翻（向外），這些肌腱常常因為拉扯超過正常的長度而受傷。
- 一般肌腱炎會出現在兩條肌腱上（當聚集在一起，腓骨肌腱），會從輕度酸痛發展為真正的撕裂和斷裂（極其罕見）。
- 骨頭本身也可以發展出壓力性骨折。這通常在較大踝骨中的窄小部分裏發生。

成因

- 未痊癒的腳踝扭傷會令此處很脆弱，因為扭傷令組織發生改變。內旋不會令踝骨擰到肌腱、腱鞘、韌帶或足部骨頭外部的關節囊，扭傷後這些組織增厚可能會產生一些問題。即使是輕微的內旋也會刺激到踝骨突出附（內踝），外旋常常會導致典型的腓骨肌腱的腳面肌腱炎。腳後旋的時候，這些肌腱無法放鬆，就會受到刺激和發炎。如果忽視問題的話，會導致更加嚴重的受傷。在很嚴重的階段，肌腱彼此產生壓力，因為它們包裹在腳踝外部（外踝）角度突出的地方，較窄的肌腱也會拉長，從而引發撕裂。腳踝扭傷也會發生這樣的情況，所造成的損傷不足以支持繼續訓練，即使受傷和疼痛並沒有持續惡化。

- 當這些肌腱無法緊緊契合骨槽，它們往往容易延伸到踝骨的外側，這會造成突發性疼痛，或者感到腳踝"要衝出去"。許多人在扭傷的時候跌倒在地，就是因為這一原因。因為肌腱會立刻回到骨槽，非醫學人士很難診斷此類受傷。

療法

- 這些問題會因低級的刺激而持續，不會發展成很嚴重的情況。冰敷、換新鞋、休息、減少跑步以及彈性腳踝護腕都對此類創傷產生良好的效果。
- 如果在扭傷後發現傷處停止修復，在恢復訓練時踝骨周圍疼痛上升，原因可能是內旋。隨着舊患可能令腳踝組成部分發生改變，而穿着能有助控制移動的鞋就有需要了。
- 如果沒有扭傷，疼痛始於踝骨周圍，原因可能是過度內旋或過度外旋，特別是如果最近換鞋或改變了跑步距離。從專業跑步用品商店或者跑步姿勢專家那裏尋求幫助，往往可以分辨到底是內旋還是外旋的原因。
- 如果疼痛逐漸從踝骨向上發展到大腿 3 到 4 英吋的位置，就多數因為過度外旋。鞋子破舊或在傾斜的跑道上跑得太久，以及所穿的鞋對於個人來説具備很多移動控制性，這些都是主要原因。在平坦的地形上跑步、縮短跑步距離，穿着更中性的鞋就能出現瘉合。
- 如果感到骨頭上有刺痛感，不建議進行任何治療，因這有可能是壓力性骨折，需要看醫生。

- 如果疼痛在休息和換鞋後都無法漸漸得到改善，則看起來有可能是這些區域以上或者踝骨上的肌腱發生撕裂。每週的跑步的里數到達一定程度後，傷痛確實會重複出現，而在這種情況下，可能會有輕度腫脹。

- 如果腳踝像上述所説"衝出來"，中止跑步幾周也許會令傷勢開始癒合，彈出（半脱位）就會中止。但是，若連續發生幾次半脱位，可能需要進行外科手術。

- 如果懷疑肌腱撕裂、壓力性骨折或者肌腱重複半脱位，就要去看醫生。這個區域也會發生一些不太常見的問題。

- 醫生往往會用 MRI 確診是否有肌腱撕裂，以及肌腱半脱位的原因。照 X 光常常能在受傷 3 到 4 週後判斷是否有壓力性骨折。如有肌腱撕裂，有時不需要手術也能癒合，但通常需要花很久的時間才能康復。固位一段時間可以加速癒合速度，尤其在癒合剛剛開始就進行固位的話。但是在癒合期間的休息時，往往不需要再進行固位。很多病患選擇用手術康復，因為效果通常不錯，但也有手術殘餘問題的風險。如果問題出現的時間很久，半脱位、彈出的肌腱就需要進行手術。若雙腳內旋或外旋，訂製醫療矯形器能矯正踝部的移動形式，令可能導致受傷的惡化消失。

小貼士

- 此處所有問題都有潛力得到控制，在相當長的一段時間內也能減少問題的出現。一般需要幾年的時間才能令內踝處的傷勢徹底癒合。脆弱的肌腱如果沒有繼續惡化，可以在很長一段時間內得到持續改善。許多人在青少年時期，肌腱都有彈出的問題，但後來都慢慢癒合了。

- 足弓高的人會因為內旋而體會到大多數腳踝扭傷對踝骨造成的捏力，即使在穿鞋跑步的時候看起來是直直的。這種腳型的內旋能力是有限的，即使個人的內旋程度較小、次數少，還是會受到刺激。結合鞋和內插器可以令內旋在較短的時間內保持在"非刺激"的範圍。

何時停止訓練

- 可用常識去判辨，在此處帶着微痛或酸痛進行訓練是正常的（不是疼痛）。

帶痛跑步、健步的後果

- 當有疼痛且毫無任何癒合跡象時去進行訓練是錯誤的，無論是長期的中度疼痛或短期的劇烈疼痛，均可能會令傷患惡化。肌腱炎會變成肌腱撕裂而不得不進行手術，輕度骨折也會變成壓力性骨折。

- 單次賽事引發的疼痛導致訓練全盤中止是很少見的。儘量保持不要產生刺激是關鍵。如果受傷還沒得到改善，採取 3 到 10 天的戰略癒合期往往就能慢慢改善問題。請向醫生諮詢。

內踝 —— 踝骨以上

Inside of Ankle—Just Above the Ankle Bone

踝部脛後肌
Tibialis Posterior Ankle

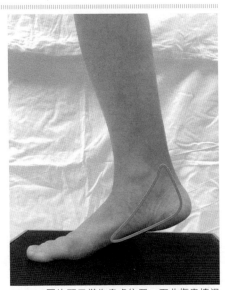

* 圖片顯示僅為患處位置，而非傷患情況

疼痛位置

- 脛後肌肌腱和其他兩條肌腱（屈拇長肌和蹠長屈肌）會令踝骨以上內踝的地方疼痛，這種疼痛可能會被誤認為是骨痛。

- 疼痛往往位於臨近腳踝處脛骨的位置 —— 或者背對跟腱處，有時感覺像是跟腱炎。用手指在跟腱上下觸摸，如果感到疼痛就是跟腱炎。但如果沒有疼痛，可能得了脛內肌腱炎。受影響的肌腱深深隱藏在踝骨的下面，令人很難判斷疼痛發起的位置。

- 如果在你按壓的時候感到骨骼疼痛，就有可能是骨骼受傷。初始療法和 MTT 以及此處的骨骼受傷是一樣的。

- 疼痛也可能是其他傷患的一部分，包括腳內或腿內的肌肉和肌腱受傷。

疼痛描述

- 一般為隱隱作痛，當腳落到地面的時候，稍微更加刺痛。

- 行走時酸痛也是有可能的，但應該為中度酸痛。如果感到強烈疼痛，需要看醫生。

- 如果在腳觸碰到地面的時候感到刺痛，可能受傷的範圍更廣泛。

- 腫脹也是另一個可以考慮的受傷跡象。

生理結構簡介

- 脛後肌肌腱從肌肉延伸而來，附着在腳踝以上的內脛骨上。當它在踝骨幾吋以上成為肌腱的時候，它的作用就是輔助腳的推進。脛後肌肌腱就像一條槓桿一樣，在踝骨下幫助腳的內旋移動。

- 比鄰跟腱的兩條肌腱也會受傷。對於醫生來說，確定哪條肌腱受傷是很重要的。但是保守療法是一樣的，疼痛也是相似的。

- 如果肌腱在踝骨附近撕裂，問題就很嚴重。

- 內脛骨的壓力性骨折只會發生在踝骨以上。但是踝骨骨突所產生的壓力性骨折是非常嚴重的，需要立刻處理。如果踝骨骨突的後半段感到疼痛的話，很有可能不是這種非常令人煩惱的壓力性骨折；可是如果面對骨頭前方的肌腱一直都很軟或者腫脹，請看醫生。

成因

- 過度受力常常是原因之一。其他因素可能是鞋子的緩衝不夠、在不習慣的路上奔跑、在路程很長的下坡路上奔跑或者矯形器過於僵硬、不易調整。

- 最常見的原因是過度內旋。

- 腳踝扭傷，即使腳踝向外翻轉（外翻）也會令此處惡化。這並不是常見的受傷原因，但也應該考慮。

療法

- 標準冰敷（用冰袋或冰膠）以及輕柔按摩都有效果。此處的肌腱和區域比絕大多數肌腱都能接受按摩，改善效果也更好。

- 如果想持續進行訓練，消除內旋同時又能維持緩衝很重要。有的穩定性和移動控制運動鞋比其他種類的鞋緩衝性更強。中性鞋往往是緩衝性最強的，但不能預防內旋。最好的結合是柔軟的、現成的矯正器加上能穩定地控制移動的鞋。

- 如果在幾分鐘後疼痛還未消失或只要跑步就會繼續疼痛就不要再跑步了。跟腱稍微酸痛是可以接受的，疼痛就不行了。

- 彈性腳踝支撐器也有幫助。這種為輕度腳踝扭傷所設計的器械往往很舒適，也不會在訓練中干擾腳踝的活動。

- 如果疼痛還未改善，或者疼痛很強烈，那麼應該去諮詢醫生。物理檢測可以確定跟腱是否撕裂，還能揭示骨頭是否受傷。即使照 X 光的結果是陰性，也並不意味着骨頭沒有受損。壓力性骨折常常很難通過 X 光線顯示出來。骨骼掃描更加可靠，但也無法顯示肌腱的狀況。大多數醫生會在照 X 光以外考慮 MRI。除非骨骼受傷，物理療法治療都是有幫助的，休息也是最佳的療傷手段。腳踝壓力性骨折的修復速率不盡相同：正常需要 6

到 10 週。不需要打石膏或枴杖。如果壓力性骨折位於踝骨骨突上，往往建議使用枴杖加打石膏或是石膏靴。癒合時間是很久的，如無法癒合則需要動手術。確定肌腱撕裂後，確定受傷範圍也是很重要的，踝骨再向上受傷的話，肌腱極有可能在不需要動手術的情況下癒合。有時候，在沒有選擇的情況下，也只能用手術來修復肌腱。

小貼士

- 這種疼痛會立刻出現。
- 骨骼在沒有壓力性骨折的時候變得更軟，類似在大腿疼痛處的脛骨內側壓力綜合症。
- 弓形腿的人患骨骼疼痛更普遍。
- 肌腱疼痛在過度內旋的人身上更普遍。
- 伸展對受傷癒合幾乎 / 沒有任何好處。
- 脛後肌腱是最常見的受傷部位，隨着時間的推移，可能會因為任何原因令此處的疼痛範圍更廣泛。

何時停止訓練

- 受傷初期能儘早開始休息就能有效控制損傷。
- 當進行標準或常識性的跑步和健步時感到痛楚就應該停止，回到場地的時候採用訓練規則。

帶痛跑步、健步的後果

- 如果忽視疼痛，骨骼上的輕度壓力會導致嚴重的壓力性骨折。
- 輕度肌腱炎會因持續使用變成肌腱撕裂。
- 賽事或訓練跑中此處會突然疼痛。有時是因為突然的壓力性骨折的後果，但這也不正常。在大多數情況下是肌腱炎，帶痛完成賽事是可以接受的風險。但如果是壓力性骨折，相應會要求在比賽後休息幾週；如果是肌腱炎，若痛楚還依然存在就需要休息。令人驚奇的是，運動員在參加比賽時常常會出現疼痛，在比賽結束一兩天以後，疼痛又完全消失了。

- 在懷疑患有壓力性骨折的時候參加比賽，是非常冒險的。幾乎每位運動學醫生都遇過這樣的病患，都是從這樣的病情一下子發展為突然的徹底性骨折，這樣就必須進行手術。

腳踝各處 —— 無特定位置

Throughout the Ankle—No Specific Area

不斷出現的內翻扭傷和腳踝不穩定

Recurrent Inversion Sprains and Ankle Instability

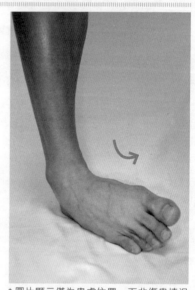

* 圖片顯示僅為患處位置，而非傷患情況

疼痛位置

- 腳踝輕易翻轉及超出正常範圍的時候，時痛時不痛。這是最常見的嚴重內翻扭傷的再次受傷，早些年這種病並無法徹底痊癒。

疼痛描述

- 腳踝的不穩定性使其可以輕易過度翻轉 —— 尤其踏在不均勻的表面上如崎嶇的小徑。值得注意的是：當腳踝有時在平坦的表面上，毫無原因也會過度翻轉，這代表更嚴重的情況。

- 當腳踝翻轉許多次，有時會感到一點疼痛，但因為韌帶得到伸展，腳踝疼痛不再加劇。

生理結構簡介

- 用腳後跟和腳部外沿站立或行走的人，他們更易翻轉自己的腳踝。弓形腿會令這樣的問題更加惡化。那些曾經患有腳踝扭傷的人，腳踝往往只能在一定角度的範圍內移動。

- 腳踝內翻扭傷，大腿骨以下的腳會向內傾斜。足骨上端、距骨貼合在腿骨製成的"口袋"（稱為脛骨和腓骨）裏。腳踝韌帶在"口袋"裏握着脛骨。當韌帶伸展或撕裂，距骨傾斜，外沿就會從口袋裏跑出來。韌帶在不斷的扭傷或一次嚴重的扭傷中被永久性拉長後，就會發生這種情況，永遠無法痊癒了。韌帶受傷時，也會疼痛。距骨移動時沒有疼痛，因為韌帶已經被永久性拉長了。

成因

- 重複發生的扭傷有以下原因：結構性脆弱、舊患、脆弱的肌肉、不能穩定腳側的鞋、無法適應不均勻的地表、跑步姿勢不正確或者在從事其他運動時涉及接觸或極端的側面移動。

療法

- 保守療法可以從感受身體平衡的練習開始（見下節有關腳踝扭傷的章節）。

- 以下三項練習能加強腳踝的支撐系統：1. 用腳跟走路，前腳不能接觸地面，保持 1 分鐘。2. 用腳的外部行路，兩隻腳的大姆趾均不能接觸地面，保持 1 分鐘。3. 用腳的內側行路，兩隻腳的大腳趾均不能接觸地面，保持 1 分鐘。這些練習都應在穿鞋的時候做，避免蹠骨擦傷。每天都可以做一會兒這樣的練習，然後一週做 1-2 次以便鞏固。

- 有些鞋子能幫助改善踏地時的穩定性。徒步鞋的側面穩定性更強，有些鞋型還有緩衝中墊，用於公路跑步。最重要的是鞋寬應該符合腳寬，直立時繫上鞋帶，向下看看鞋的外側，有少部分的中墊或鞋墊會沿着完整的外沿清晰可見。如果上部分重於鞋墊，鞋就更容易發生翻轉。選擇時應取底部更寬一些的鞋子。

- 訂制型醫療矯形器有助於加強腳部外沿的穩定性，預防扭傷。想找到現成的、具備良好側面穩定性的矯形器幾乎是不可能的。

- 如果彈性腳踝護腕因跑步、健步不斷磨損，腳踝就會變得更脆弱、更不穩定。這可以通過身體感覺練習和下一節有關腳踝扭傷的加強練習來預防。側面腳踝韌帶不穩定的人應該把這些練習列為強制性練習。

- 當人們在小徑上開始訓練和比賽的時候，腳踝常常會不穩定。對於不均勻的地形，要避免過度使用腳踝，讓大腿和雙腳適應這種地形。感到困難的時候，不要放棄。

- 跑步姿勢的改變有助降低在不均勻地形上的腳踝扭傷。大多數良好的小徑跑步者在粗糙表面上跑步時，步幅較短，步速頻率更快。步幅越短，穩定性越強。

- 如果依然存在不穩定的問題，請向醫生諮詢，他們能確定韌帶是否已經永久性的伸展或撕裂。即使腳踝翻轉得不頻繁時，了解清楚仍是很重要的。如果韌帶撕裂，當腳點地的時候，它會令腳部和距骨停止運作，踝關節也會停止運作。如果韌帶能穩定鬆散的腳踝，踝關節的腿骨就能繼續向前移動幾毫米，滑到距骨的頂端。這種摩擦會惡化和損害保護性軟骨，最終導致關節內的關節炎。以強化或平衡練習、穩定的鞋和腳踝護腕組件能減少這類過度移動，而過度鍛煉和比賽會都增加傷害。醫生能診斷出腳踝的移動範圍是否過大，或者是否需要額外的支持。如果確定韌帶不夠緊，手術是可行的，而且也常成功。

小貼士

- 即使沒有感到疼痛，腳踝翻轉所產生的不斷磨損會導致早期關節炎。

- 腳過度內旋以及足弓高的人也會出現腳踝不穩定的情況。減少／消除內旋會降低不穩定性：如果腳在踏地的時候嚴重內旋，向前搖擺的時候就會外旋。因此，一次過失就能令腳內翻和扭傷。正常的腳會在腳尖點地的時候稍微外旋，然後在離開地面的時候稍微內旋，但簡單的一次失誤，也有可能令腳向外翻轉。

- 經過手術修復了骨折的腳踝或韌帶需要被很好地穩住，可使用醫療矯形器。腳踝常常會改變它的位置、角度和靈活性。這也就意味着，在有些情況下，最佳的是每隻腳均備有不同的鞋型，而每隻腳的矯形角度亦不一樣。

何時停止訓練

- 非近期扭傷的慢性疼痛或腫脹應是可以評估的。

帶痛跑步、健步的後果

- 如果忽略不斷出現的扭傷，或持久出現疼痛和腫脹，並沒有任何糾正，很有可能患上腳踝關節炎。

踵骨背後以上的肌腱

The Tendon Just Above the Back of the Heel Bone

跟腱 Achilles Tendon

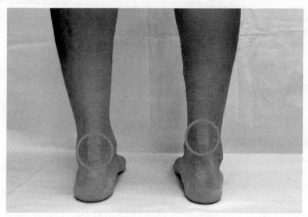

*圖片顯示僅為患處位置，而非傷患情況

疼痛位置

- 在足跟背部任何位置的肌腱都有可能疼痛，疼痛會向上延伸到小腿肌肉較低的地方。
- 另一處疼痛的地方就是在足跟以上，比肌腱更深，但不在踝骨附近。

疼痛描述

- 最輕微的是運動時無痛感，但在早晨有輕度僵硬。

- 也會在鍛煉的頭幾分鐘進展為疼痛，然後疼痛消失。
- 有些人會在跑步中開始感到痛楚，但跑步後又沒有感覺了。每跑幾次或者健步幾次的時候就會痛，而第二天感到痛的頻率也許會逐漸上升。
- 沿斜坡路向上跑步或健步會令痛感增加，下坡的時候就會令傷勢惡化。當腳趾比腳跟低的時候肌腱彎曲，其衝擊力比下坡的時候還要大。如果是本身患有扁平足且腳踝翻轉，跟腱就會扭曲。
- 跑步中突然有刺痛感，暗示受傷更加嚴重。
- 時不時會出現腫脹，可見到一側有凸起或者整個肌腱增厚、伴隨有酸痛的感覺。
- 疼痛可能會從輕微痛轉變為極痛。

生理結構簡介

- 肌腱源於小腿較低部位。它就像是一條很寬的皮帶，實際上混合在小腿肌肉裏。這條肌腱向下朝着踵骨頂端延伸的時候不斷變窄，當它附着在腳後跟背部的時候又變寬了。
- 細的肌腱更容易受傷，因為供血能力較差，而且當肌腱彎曲或扭曲的時候還要進一步妥協。
- 附着在腱鞘上的肌腱稱為腱旁組織（paratenon）。這層腱旁組織和肌腱一樣容易受傷和受損。
- 肌腱會和小腿或前踵骨同時酸痛——因為同樣的力道會一次刺激到所有三個部位。

成因

- 肌腱可以處理腳部推進的力量，只要：1. 跑步機制是有效率的；2. 距離或強度逐漸上升；以及 3. 受壓期間的休息空隙足以令其適應。肌腱會變得越來越強健，連接處也會更強硬，因為不斷加強的訓練激發了組織的生長。在不當的移動刺激到肌腱或者訓練強度增長過快時才會出現問題。

- 鞋也會令鞋跟變低，比如競賽平底鞋會增加壓力、誘發疼痛。如果你想更換為較低跟的鞋，應該循序漸進。

- 腳部外旋尤其是那些大腿稍微弓形的人，會引發肌腱彎曲變成 C 形。這樣肌腱就會受到很大的壓力。

- 如果壓力是均等分配的，肌腱就能吸收腳部推進時產生的巨大壓力。當腳在蹬地的時候內旋或者在着陸的時候嚴重內旋，肌腱就會變得扭曲。因為力度並不均勻，故肌腱會超負荷運轉，從小腿連接處以下到足跟的肌腱任何地方都有可能發生這樣的問題。

- 輕度肌腱酸痛是發炎的結果，常見於將跑步距離加長之後，而小腿和足跟也會感到酸痛。每晚冰敷按摩可降低或消除疼痛，但如果低度疼痛持續超過 10 天，則應尋求療法。

- 肌腱快速拉緊往往伴隨肌腱扭曲，會造成肌腱撕裂或斷裂。儘管一開始只是刺痛，但肌腱完全斷裂其實並不會感到顯著疼痛，有時後來的痛楚反而主要源於前腳功能失調 —— 無法蹬地。

- 肌腱受傷更易發生斷裂或撕裂。這在正常的跑步、健步中是極少出現的，它會出現於高危活動包括衝刺、斜坡跑步以及任何含有突然扭曲或意外拉緊受損肌腱的移動等。

療法

- 冰敷按摩：用冰塊不斷在肌腱上按摩 15 分鐘。冰袋和冰膠則難有很強的癒合效果。

- 在所有鞋子裏將腳跟提升（約 1/4 英吋）會達到意外的效果。

- 肌腱最近受傷要避免伸展。隨着肌腱癒合到較後期的階段，伸展可以進行但仍存在風險，因此最好在醫生或物理治療師的指導下才進行。同時還能加入加強訓練，通常肌腱不會像肌肉一樣變得更堅韌，但是它們會通過訓練逐漸適應更高的強度。

- 如果腳後跟定期出現酸痛，首先查看鞋子和插入器。過度外旋和過度內旋往往是起因，這些可以利用更穩定的鞋和現成的矯形器來控制。一旦肌腱連續兩個月或以上無傷，就能換回穩定性稍差的鞋，這雙鞋應該在受傷以前成功使用過。在肌腱出現幾次受傷以後，穩定型的鞋加醫療矯形器就能提供幫助。

- 物理治療、超聲波和其他理療都是有幫助的。還有一種特殊類型的按摩能緩解肌腱疼痛和腫脹，但不能過度使用這種按摩，恐會刺激到肌腱。

- 針灸有時可減少發炎。

- 激光、電療刺激和其他治療模式有時也會有幫助。

- 如果肌腱腫脹，肌腱上有凸起，或者在向上向下移動腳踝的時候聽到雜音，就必須休息了。

- 如果疼痛加劇或已持續超過幾週，就要去看醫生。一般 X 光無法顯示受傷程度，除非疼痛位於踵骨和肌腱上。良好的檢查會令診斷更明確。如果醫生認為肌腱裏有缺陷或空隙，便說明肌腱撕裂了。經驗豐富的醫生能確定損傷在腱旁（腱鞘）上還是在肌腱本身。腫脹的位置或凸起能說明受傷的程度以及癒合的困難程度。有時，MRI 是必要的，它能看出肌腱內是否有永久性損傷。

- 當嚴重受傷時，石膏或"石膏靴"能將腳固定來加速癒合。

- 永遠不要在肌腱上注射。

- 某些情況下手術是有必要的，然而結果卻不一。運動員有通過手術成功修復肌腱斷裂的例子，但仍然存在爭議。撕裂是不需要修復的，除非撕裂的範圍相當大，否則在運動中採取長久的、必要的休息就能慢慢癒合。如果肌腱本身有疤痕或內部受損，雖然沒有其他的選擇，但手術修復會很有效，但還是存在一定機率令肌腱永遠無法再次完美運作。

- 大多數運動員幾年來只試過幾次跟腱酸痛。如果保養得宜，再休息幾日，就已經可以繼續訓練了。
- 足弓高也會導致跟腱問題，同時需要永久把鞋跟提升。
- 晨痛往往是最後的徵兆，說明疼痛就要消失了。

何時停止訓練

- 在跟腱炎第一次出現的時候休息 2 到 4 日是明智的。採用冰敷按摩和提升鞋的辦法。
- 肌腱在剛開始鍛煉的時候可能會疼痛，但在 2 或 3 分鐘後又恢復正常了。但如果在鍛煉中又出現疼痛時，中止鍛煉。
- 只要痛楚減少了就能持續訓練。

帶痛跑步、健步的後果

- 忽略疼痛數週會發生撕裂及中央肌腱損傷。最終會形成永久性的、起伏不定的肌腱。
- 如果受損範圍廣泛，就需要動手術。
- 在艱苦及極端的長跑比賽中，疼痛會逐漸上升，但沒有嚴重受傷的風險。許多跑步者堅持這麼做之後會發現肌腱後來腫脹和酸痛，如果疼痛是逐漸升級的話，那就較少可能會造成永久性損害；而且那些一開始便帶痛跑步的人，他們的肌腱就有機會出現永久性的傷害了。

區域3—

小腿—膝蓋以下
Lower Leg—Below the Knee

小腿前 —— 脛骨外

Front of the Lower Leg—
Outside of the Shin Bone

脛骨前側疼痛
Anterior Shin Pain

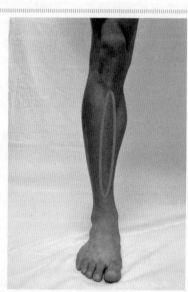

* 圖片顯示僅為患處位置，而非傷患情況

疼痛位置

- 這種脛痛常常在腿的前部，沿着骨骼的外沿前或更趨於腿的內部，也就是脛內側疼痛—其位於脛骨上，沿着內部邊沿或骨頭內部。

- 前脛痛沿着骨骼頂端前方或者脛骨相鄰肌肉的外面（側面）。

- 有時前沿和內側會同時酸痛，結合療法就能緩解這兩種情況。

疼痛描述

- 疼痛輕微，僅在鍛煉後出現。這是運動員新手最常見的問題，過快改變里數或者訓練中的速度。運動員以闊步步幅跑步，尤其在下坡路上或者是艱苦跑步的終點處時，經常是成因之一。
- 較嚴重的受傷就是在鍛煉開始的時候感到痛，但是跑步休息的時候，痛楚會消失，跑步之後又會繼續痛。
- 發散性的疼痛比集中在某一小處的疼痛更安全。這比脛內側疼痛要少令人煩惱，但也要被重視及進行治療。
- 更嚴重的一種受傷是當疼痛持續貫穿整個訓練，尤其是健步的時候還感到痛，又或者痛楚是發散型的。
- 如果沒有骨骼疼痛，說明受傷更輕微。
- 脛骨前側疼痛往往和脛骨內側疼痛相對，脛骨前側疼痛常常是隱隱作痛的，脛內側痛有灼熱感。腳跟接觸常常會產生強烈的痛感，不管是脛骨前側痛還是脛內側痛。當扁平足開始蹬地的時候，脛內側的痛楚會更強烈。
- 衝擊力不太能構成成因，但受傷當然還是在較柔軟的地面上感覺好一些。
- 斜坡地形都會對這兩種狀況構成困擾。

生理結構簡介

- 附着在脛骨邊緣的肌羣連着前端的外部。肌羣從腳踝以上約 2 到 3 英吋的地方延伸到膝蓋以下。連接肌羣和骨骼的組織是一層很堅硬的纖維層。當組織被拉長、受損，骨骼塗層（骨內膜）受到嚴重刺激，就會進一步惡化為壓力性反應或壓力性骨折。肌肉的拉力會造成疼痛，而前脛疼痛更像是由於肌肉受傷、受刺激形成，而非骨骼受傷或受到了刺激（和脛內側疼痛相對）。

- 肌肉把腳抬起在腳踝處，然後又把腳放下，這樣足跟就能接觸地面。最靠近骨骼的肌肉鏈往往也能降低腳部和腳踝的內旋移動（向內翻轉）。

成因

- 脛骨前側疼痛大多數是初跑者受傷的經驗，但也有可能因為顯著提升跑步里數或者在不穩定的地形上跑得太多而導致，例如每英里每隻腳抬起和降低超過 700 次。慢慢提升訓練會自然調節脛骨前側的肌肉強度，但升得過快、訓練過多就會崩潰。
- 小腿肌肉緊張會令用來升起肌肉的前面部分負擔過重。
- 過度內旋會壓住那些用來控制足跟在地上移動的小型肌肉。
- 所有這些移動在斜坡上跑步或者跑得過快的時候都會被擴大。
- 足跟以誇張的方式着地以及腳趾在空中蹺得太高也是成因。
- 在此處的小部分脛疼痛，可能存在運動引發慢性腔室綜合症（Exercise Induced Chronic Compartment Syndrome）。在脛肌快速擴張，但仍然由結締組織的腱鞘包圍的時候——既緊張又缺乏彈性，就會產生疼痛。突然加大壓力會產生劇痛，有時也會因為供血減少導致功能失調。腔室內的血壓過高時，血液就無法正常流通。如果疼痛出現時持續出現以下情況：例如在疼痛之前或中間伴隨麻木和刺痛，足踝功能失調等，就應看醫生。腔室綜合症會在停止活動後立刻得到紓緩，身體能夠在短暫休息中令症狀減少而繼續活動。在持續跑步的短暫間隙中繼續出現症狀說明是普通的惡化。腳在有時感覺像是拍打、停止工作，正常的脛骨前側疼痛也是如此。在這種情況下，正常的疲勞、神經刺激都能成為原因。腔室綜合症很少見，時間較長、較溫和的熱身運動有時也有幫助。將速度降低，使用更多的健步間歇時，腿常常能適應，問題也就迎刃而解。

療法

- 首先冰敷和按摩。

- 減少跑步里數。有時，在有必要的情況下休息約 5 天，不要在脛內側疼痛的時候還跑得如此頻繁。

- 若知小腿肌肉很緊張，輕柔小心地拉伸和按摩能有所幫助。

- 過度內旋和前脛疼有關，但也常常是脛內側疼痛的原因。讓經驗豐富的鞋履專家檢查鞋的狀況，如果中墊的支撐不足的話就應該換鞋，也許其他鞋型的支撐力更好。

- 在持續跑步的同時採取保守療法極有可能令疼痛消失，別讓患處受到過份刺激。

- 為足跟過分接觸評估跑步步幅。

- 如果懷疑患有輕度的腔室綜合症，可以使用激進的按摩方法，確保鞋的緩衝足夠，減少腳的內旋（向外翻轉）。輕柔伸展小腿肌肉有助這些情況。低於這種程度的疼痛，很快就能恢復訓練。

- 如果痛楚是因跑步而起，頻繁的健步間歇能有助恢復，往往還能令鍛煉時間延長。

- 早期訓練或者剛開始訓練的時候，可以進行以下有幫助的訓練：在每次鍛煉加強脛前肌肉之前，嘗試用足跟後部行走，別讓腳趾觸碰地面，保持 1 分鐘。然而在肌肉非常酸痛的時候，做太多加強訓練是很冒險的。

- 如果在休息的時候，疼痛依然劇烈或沒有消失，就要看醫生。照 X 光可以揭示骨骼上的疼痛是否有壓力性骨折。脛前骨比脛內側的壓力性骨折的 X 光片更易看到，但是兩者也許都沒有顯示在 X 光片上。骨骼掃描和 MRI 能看得更清楚。對於這種情況，延長休息時間。

- 如果懷疑患有腔室綜合症，可以實施壓力評估測試。當脛部疼痛的時候，在腔室內放置一個帶着閥門的針。不像內側腔室，手術對於脛前腔室是非常有效的，他能夠從幾周就會產生效果，幸運的是，脛前腔室常常不用動手術。腔室的問題常常會隨着降低訓練時的強度、給予更多休息日子、較好的熱身以及按摩逐漸消失。但有時仍需要中斷跑步一段時間（9 到 12 個月）。

- 理療能有效加速癒合過程，除了壓力性骨折。

小貼士

- 相對高比例的初跑者會有脛骨前側疼痛。
- 大多數人能在受傷的時候訓練。
- 足弓高、小腿緊張、體重高以及過度外旋的人更易患此傷痛。

何時停止訓練

- 當痛楚變得特別集中，腳部失調不止一次、兩次，又或者每次鍛煉都會引起症狀的快速惡化，中止訓練。

帶痛跑步、健步的後果

- 大多數情況下，脛骨前側疼痛可以按照上述羅列的指導規則繼續訓練。

脛部前 ── 內側邊緣

Front of the Shin—on the Inside Inner Edge

脛內側痛 Medial Shin Pain

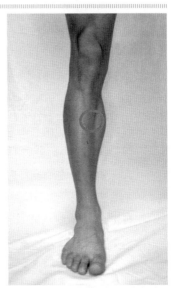

* 圖片顯示僅為患處位置，而非傷患情況

疼痛位置

- 脛內側疼往往位於脛的前部，更靠近內沿或者骨頭內側。

- 有時前沿（脛骨前側疼痛）和內側會同時酸痛。結合療法就能緩解這兩種情況。

疼痛描述

- 疼痛輕微，僅在鍛煉後出現。這是運動員新手最常見的問題，過快更改里數或者訓練的強度。

- 較嚴重的受傷就是在鍛煉開始的時候疼痛，練習中痛楚會消失，練習後再次出現。

- 發散性疼痛比集中在某一處的疼痛要輕微。

- 鍛煉中尤其是步行中的疼痛持續，説明受傷比較嚴重，即使痛楚是發散性的。

- 疼痛涉及骨骼説明受傷更加嚴重。

生理結構簡介

- 附着在脛骨邊緣的肌羣連着前端的內側。肌羣從腳踝以上約 2 到 3 英吋的地方延伸到膝蓋以下。連接肌羣和骨骼組織的是一層很堅硬的纖維層。當組織變得拉伸、受損，骨骼塗層（骨內膜）受到嚴重刺激，就會進一步惡化為壓力性反應、壓力性骨折。肌肉拉力造成疼痛，前脛疼痛更像是由於肌肉受傷、受刺激而非骨骼受傷或受到了刺激（和脛內側疼痛相對）。

- 骨骼因為衝擊力而發炎，因此骨骼疼痛往往是發散而隱隱作痛。最終骨骼會適應，變得更頑固、密實，令原先的酸痛感降低或中止。但如果骨骼無法適應，損傷就會進一步惡化為壓力性骨折。這些骨折常常是橫向的，橫穿過骨頭。

- 源於骨骼的脛疼是因為衝擊力和大腿移動，這種疼痛位置多種多樣。要解決這類問題，治療應集中在衝擊力和移動控制上。

- 脛內側疼痛也會存在於肌肉和肌腱上，因為它們吸收了腳部撞擊地面的力量，其原因主要是過度移動和缺乏調節。

- "脛前疼痛"（Shin Splints）是由跑步、健步引起的小腿內側或小腿前面疼痛的統稱。如上描述的疼痛沿着內部，有時也稱為脛骨內側壓力綜合症或其縮寫 MTSS（Medial Tibial Stress Syndrome）。使用這一術語的脛內側疼痛並不同於前端的疼痛（脛骨前側疼痛）。小腿內側軟組織疼痛稱為脛後肌炎（posterior

tibialis myositis）或脛後肌腱炎（posterior tibialis tendinitis）。
如果在腿部中間或大腿上，軟組織疼痛稱為內側比目魚肌炎
（medial soleus myositis）或內側比目魚肌腱炎（medial soleus
tendinitis）。

- 在此處的小部分脛疼痛，可能存在運動引發慢性腔室綜合症
（Exercise Induced Chronic Compartment Syndrome）。在脛肌快
速擴張，但仍然由結締組織的腱鞘包圍的時候——既緊張又缺
乏彈性，就會產生疼痛。突然加大壓力會產生劇痛，有時也會
因為供血減少導致功能失調。腔室內的血壓過高時，血液就無
法正常流通。如果疼痛出現時持續出現以下情況：在疼痛之前
或中間伴隨麻木和刺痛、足踝功能失調等，就應看醫生。腔室
綜合症會在停止活動後立刻得到紓緩，身體能夠在短暫休息中
令症狀減少時再繼續活動。在持續跑步的短暫間隙中繼續出現
症狀說明是普通的惡化。腳有時感覺像是拍打、停止工作，正
常的脛骨前側疼痛也是如此。在這種情況下，正常的疲勞、神
經刺激都能成為原因。腔室綜合症很少見，時間較長、溫和的
熱身運動有時也有幫助。當配速降低，使用更多的健步間歇時，
腿常常能適應了，問題也就迎刃而解。

成因

- 因肌肉或骨骼所受壓力超過以往所能吸收的壓力，所以造成疼
痛。有時即使路程很短也會產生疼痛。經驗豐富的跑步者會因
為不斷提升的壓力或／及缺乏戰略性休息而受傷。
- 過度內旋（向內翻轉）是脛骨內側痛的重要原因。
- 弓形腿的運動員更易患此傷痛，因為他們的骨骼受到壓力後變
得更軟，因為腳內旋和腿有關係（它影響腳踝形成的角度）。
即使鞋和地面有直接的接觸，這樣的狀況也會發生。

- 以下情況均有直接影響：鞋子的緩衝墊力度不足、於堅硬的地表跑步、於不平的地面跑步、下坡跑步、身體活動幅度過大、足弓過高、跑步過快、跑步里數過長或跑得太密。

療法

- 首先用冰敷和按摩治療受傷區域，以減輕按摩時的痛楚。
- 有需要的話，減少里數、增加休息天數。
- 在更柔軟的表面上跑步、避免斜坡，逐漸進行熱身運動，不要進行任何快速奔跑。
- 在專業的跑步用品商店裏檢測一下鞋子，如果鞋底很穩，就能減少或控制過度的內旋。穩定性比緩衝更重要，鞋越柔軟，往往越缺乏穩定性。如果你覺得需要更多緩衝的話，使用柔軟的內墊或者膠質的足跟杯。
- 脛部壓縮護腿、支撐襪或脛部貼布常常對較輕微的情況較有效。
- 避免受到進一步的刺激，能令大多數人一邊跑步一邊癒合，還能有助脛骨適應並變得更強壯（非嚴重受傷）。
- 休息幾週或幾個月後，重新恢復跑步，也常常會經歷脛骨疼痛。能同時應付幾種運動的運動員（如單車車手）往往更易受傷：他們的身體比起脛骨所能控制的範圍更發達。在"休息"季保持最低限度的跑步（即使一週只跑一天）就能降低脛骨疼痛的風險，在跑步機跑步也是可以的。
- 除了上述措施以外，疼痛依舊就看醫生。
- 壓力性骨折往往意味着一個人繼續跑步的時候疼痛上升。在大多數情況下，需要延長休息時間，這樣就能徹底癒合。線性壓力性骨折會逐漸發展，時間久了就會變得更加劇烈，需要幾個月才能癒合。急性壓力性骨折癒合得更快，8 到 10 週即可。脛部軟組織疼痛和輕度骨骼疼痛在 2 到 6 週可以癒合。

- 壓力性骨折診斷：醫生會檢查脛骨，查看骨骼上的突起，結締組織增厚以及任何敏感的具體區域。還會確定腳部的功能調節和內旋次數——通常以步態來進行分析。也許會建議照 X 光，但是大多數的壓力性骨折都不會顯示的。骨骼掃描或 MRI 則更加精準。壓力性骨折的主要療法是休息，一般不用打石膏，許多醫生會通過排除法來診斷。如果疼痛劇烈並對可用的療法毫無反應，很有可能是壓力性骨折。

- 物理治療能加速癒合過程，這包含任何模式。伸展動作對於脛骨內側疼痛不太有效，但是對強化該部分則很有效。

- 如果步行的時候感到疼痛，步行石膏靴（或靴子石膏型）都能令癒合加快。有時只需要在活動的時候才穿戴，睡覺和在家時就可以脫掉了。

- 脛骨注射能有所幫助，但僅限於特定類型的脛骨疼。

- 訂制型醫療矯形器對於長期受傷、重複受傷以及需要更輕盈的鞋（比如賽跑或硬地跑鞋不能提供反內旋設計）的內旋者來說是很珍貴的。

- 暫時性或現成的矯形器，如由經驗豐富的醫生特供會更加有效。

小貼士

- 有些跑步者由於身體結構更易脛骨疼痛。這往往可由以下方法治療：逐漸增加里程、戰略性休息、更頻繁的健步間歇、小心挑選鞋履、矯形器，有時增強訓練也是可以的。

- 較柔軟的矯形器會在脛部酸痛的時候提供紓緩，但較硬的矯形器可以預防再次受傷。

- 許多矯形器都沒法治癒問題。選擇在矯形器摩擦和設計上有經驗的醫生很重要，能提高治療的成功率。

- 跑步步態分析會為治療提供寶貴的訊息。

- 儘管冰敷和按摩會很痛，但也很有效。
- 壓力性骨折是隨着時間推移逐漸開始和演變的，也會造成許多軟組織損傷。遵守非壓力性骨折脛骨痛的治療計劃，適當地休息，會縮短骨骼癒合後回到訓練中所需的時間。
- 急性腳面壓力性骨折無需任何療法，因為問題局限於骨骼上 —— 除非問題因脆弱的肌肉或結構性缺陷而導致。

何時停止訓練

- 如果在訓練的頭 5 分鐘，脛骨疼痛從輕度變為中度，然後又消失，在鍛煉休息時也不覺得痛，日常步行也沒痛（即使跑步後會有酸痛），往往就可以繼續訓練。如果疼痛在第二天還沒有好轉到以前的程度，需要多加休息。
- 如果日常活動感到痛，不要進行訓練。
- 如果在鍛煉中又感到痛，中止訓練。
- 增加健步間歇能讓個體在繼續跑步的同時，脛骨受傷也慢慢癒合（無壓力性骨折）。

帶痛跑步、健步的後果

- 如果痛楚貫穿整個鍛煉，有可能會進展為更嚴重的受傷。
- 肌肉疼痛會變為骨骼疼痛，導致壓力性骨折。真正的骨折在極少的情況下需要手術。
- 賽事後期出現單次疼痛也許會轉變為輕度肌肉受傷。如果範圍更加廣泛，就要延長休息時間來令傷勢癒合。如果比賽很重要且休息時間也是可以接受的話，永久或極端短期受傷的風險是很低的。

小腿外部，腳踝以上膝蓋以下
Outside of the Lower Leg,
Above the Ankle to Just Below the Knee

小腿側邊痛
Lateral Lower Leg Pain

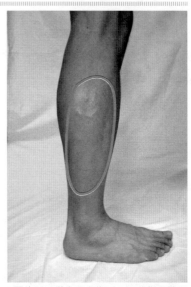

* 圖片顯示僅為患處位置，而非傷患情況

疼痛位置

- 疼痛沿着腿的外部，從踝骨以上幾英吋到膝蓋
  以下幾英吋的地方；疼痛直接出現在外腿骨頂
  端（腓骨），它的前面或後面。

疼痛描述

- 痛起來是隱隱作痛，發散性的。極少見的情況
  是聚集在一小塊，深深的刺痛感。

- 鍛煉中，常見疼痛加強，之後在日常活動中揮之不去。休息常常能穩定病情。
- 疼痛常常只在鍛煉的第一部分出現。
- 更尖銳的、深層的痛楚一般直接來自骨骼，按壓時很痛，這往往是舊傷酸痛同時繼續訓練的結果。極少出現突然的疼痛。
- 腳踝扭傷後，此處可能出現酸痛。

生理結構簡介

- 腳外部的側面肌肉提升，預防過度外旋。這些肌肉附着在腿骨（腓骨）外部。
- 高速奔跑也會用到這些肌肉，尤其是衝刺的時候。
- 腓骨有可能遭受壓力性骨折。

成因

- 過度內旋是此區域疼痛的主要原因。
- 普通肌肉酸痛常常是在跑步或比賽時跑得過快而引起，兩腿出現的這種發散性疼痛，不太因過度內旋引致。
- 腳踝扭傷會拉伸到這些肌肉，令肌肉和相關肌腱及韌帶受傷。
- 腓骨吸收跑步時的扭力或扭曲所產生的力量。較快跑步所產生的衝擊力會導致肌肉強烈拉伸，骨骼所受壓力增加，如果骨骼無法適應就會造成壓力性骨折。這些並非常見現象。

療法

- 冰敷和按摩在初期都是很有效的治療辦法。
- 輕微過度內旋會減少側面肌肉所受的壓力，這樣就能在持續訓練中慢慢癒合。
- 至少有點穩定性的鞋就能加速癒合過程了，專業跑步用品商店裏，經驗豐富的職員會幫助你找到適合雙腳的鞋，如果受傷重複出現或癒合過程緩慢，有些跑步者就會使用不太堅硬的鞋。

- 強烈的刺痛，尤其是局部性的強烈刺痛，應該讓醫生來檢查。因腳踝問題而產生強烈的痛楚，應該由醫療專家來檢查，而內翻扭傷有時也會導致腿上靠外側的骨折。

- 照 X 光常常能確定是否存在壓力性骨折，但有時還需要骨骼掃描或 MRI，物理治療對很多非骨折性狀況都有幫助。

小貼士

- 早期治療受傷時，如果跑步者、健步者能保持不受到刺激，在大多數情況下都能繼續訓練。

- 肌羣過度使用會產生肌羣麻痹，導致成因有過度運動、過早運動、脫水或電解質不平衡。更多、更頻繁的健步間歇常常能消除麻痹。

何時停止訓練

- 強烈的刺痛說明早期就有壓力性骨折。暫停訓練休息，去看醫生。

- 日常步行中感到腫痛，說明受傷更加嚴重，需要診斷和休息。

帶痛跑步、健步的後果

- 由比賽或鍛煉逐漸引發的疼痛是很常見的，往往可以繼續參加訓練。但疼痛強烈的話，利用常識判斷，必要的時候中止訓練。

- 強烈疼痛的時候繼續照例訓練是很有風險的，因為肌肉受傷會一路發展下去，最終導致更長久的長期受傷，比如壓力性骨折。

注意：僅休息5天是不會失去能力的，懷疑問題更嚴重時，最好還是多休息幾日。

小腿肌肉的各種疼痛
Various Pains in the Calf Muscle

小腿痛 Calf Pain

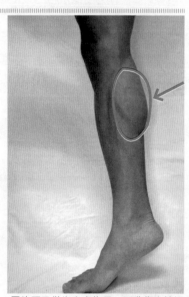

* 圖片顯示僅為患處位置，而非傷患情況

疼痛位置

- 小腿是腿的下部位於膝蓋和跟腱中間的背部大型和豐滿的肌羣。內邊沿的疼痛成為 "內側"，"側邊" 則是小腿背部和外面。

- 整個小腿肌肉或特定位置會感到疼痛。因為足跟直接連結小腿肌肉，肌腱內也許會注意到疼痛。若是此類狀況，查看本書跟腱炎章節。

- 單次小腿酸痛找不到起因亦毋須擔心，它會消失。

疼痛描述

- 一般輕度疼痛往往出現在跑步後，兩隻小腿肌肉都會疼痛。如果跟距離的改變、努力、跑鞋或坡度地形有關，這往往只是輕微訓練的酸痛。常見於一隻小腿的酸痛程度強於另一隻。

- 另一種疼痛也許會出現在跑步中，常見一隻小腿痛。有時疼痛會逐漸加強，也可能是刺痛或突發疼痛。跑步結束後，步行的時候小腿還會保持酸痛。有時看起來好像已經遠離疼痛，疼痛又意外地出現了。這會發生在下一次跑步或幾次跑步以後。許多跑步者一年內很容易出現數次這樣的痛。肌肉時不時有膨脹，或有增厚的點，像一個"結"或損傷。

- 抽筋是小腿肌肉突然發生收縮，令肌肉被限制或難以使用。抽筋有時發生在夜間或跑步中，通常在休息過後就會消失。但有時抽筋也能變成慢性的，比如訓練突然增加或休息不夠的時候持續數日、數週持續增加訓練等，可持續數週不等。跑步初期缺乏足夠的健步間歇是另一個常見原因。

生理結構簡介

- 小腿內有兩條主要肌肉：腓腸肌和比目魚肌。比目魚肌是腿的下端，較深的肌肉，腓腸肌則是腿的上部，比較靠外的肌肉。

- 這些肌肉附於腿骨的背面，一路延伸成為跟腱，跑步中的大多數力量由它們提供。

- 肌肉中穿插着大量的結締組織，不管肌肉是否受損，它們也有可能受傷。

- 訓練中的一般酸痛因結締組織受損引起。當肌肉細胞被迫超越現有能力，就會受損。充足的休息會加強肌肉，因為肌肉適應了更有效率的跑步。但是當肌肉細胞重複被過度使用，肌肉細胞崩潰的區域也越來越多，可能會發生拉傷或撕裂。

- 最常見的小腿疼痛成為拉傷。這往往因為肌肉纖維的強大扭力不斷拉伸肌肉，以至於撕裂了附近未受傷肌肉纖維的細微連接。這種受傷往往會在跑步中突然出現。疼痛區域附近會增厚。起初往往會有一些腫脹。幾天後，又在原地形成了結締組織。有些稱這些為"結"，深層組織按摩的時候就能感受到。

- 小腿肌肉撕裂肌肉細胞和結締組織受傷，這種受傷更嚴重。

- 小腿抽筋由部分肌肉的失控而引起，因為肌肉的過度使用或脫水。在長距離或艱苦的運動中，肌肉細胞附近和內部的化學物質不平衡會令小腿抽筋大大加重。抽筋的一個不常見的原因是運動或休息的時候血液流通不暢，往往會造成深處疼痛，而健步間歇的頻率不夠也是抽筋的常見原因。

成因

- 一次運動中過度使用肌肉也可發生拉伸和撕裂，甚至只因為走錯了一步也可發生。

注意：Jeff曾指導過許多跑步者，他們因為日常拉伸而導致拉傷或撕裂，特別當肌肉因運動而感到疲勞之時。

- 常見的無力感並不是造成拉傷或撕裂的明顯原因，而可能是因為缺乏靈活性。

- 過度內旋和外旋會令肌肉超過負荷，因為腳直着出去的時候沒有均勻地分配好力度，尤其傷患是朝着肌肉的外部或內部時。

- 抽筋可能因為疲倦或跑得太久，脫水／缺乏電解質以及持續使用肌肉所造成的疲勞會導致抽筋。

- 沒有明顯原因而出現拉傷或者撕裂傷，通常最可能的原因是不夠力，有時也因為不夠靈活。

- 原因不明的抽筋可能和血液流通減弱有關，這稱為跛行，應該由醫生來檢查。
- 正常肌肉酸痛會在休息、冰敷和按摩中恢復。所以沒必要等酸痛徹底消失後再恢復訓練。在一開始就縮短鍛煉、降低配速，更頻繁的採用健步間歇可以緩和訓練中的酸痛。如果在加入休息間歇、顯著減少跑步力度，而疼痛仍然加強的話，中止訓練。
- 按摩能非常有效地治療各種小腿肌肉問題。找一位經驗豐富的運動物理治療師，應該已經成功治癒患有同類疾病的跑步者。受傷後，要立即輕柔地按摩。閱讀以下小腿撕裂 / 按摩章節。
- 拉伸是很冒險的，它會造成撕裂或進一步拉傷，同時還會惡化小腿肌肉的抽筋程度。感到疼痛或受損的時候，不要拉伸肌肉。
- 首先用冰敷和非常輕柔的按摩來治療拉傷。應該穿着足跟墊、增高墊或中度的高跟鞋。避免拉伸，除非癒合進展不錯。除非很痛，否則拉傷不用打石膏或穿着石膏靴。幾天之後可以加強按摩強度，大多數輕微拉傷在 2 周以後的日常活動中都不會感到疼痛了。這時可加入一些練習：稱為"小腿提升"或"腳趾提升"。站在地板上（這些練習不應在斜坡上進行 —— 足跟和前腳掌應該保持在同一個平面上），儘可能抬高腳跟和前腳掌，用腳尖站立，再慢慢到回地面，如不痛及覺得疲勞，盡量做 25 次，如果傷處開始痛就立刻停止。在做完 25 次之後，調整練習為腳尖彼此相對（內八字）。然後再做 25 次腳尖向外（外八字），當次數到達到 50 次而又不感到痛時，就可以嘗試恢復訓練了。整個過程可能需花上幾天，但如無法達成目標，則可能是再次受傷了。
- 小腿撕裂嚴重的話，必須使用固位方式治療；如果小腿痛得厲害，懷疑已經撕裂了就必須去看醫生。打石膏或石膏靴均可以幫助肌肉的創傷癒合。輕度撕裂可像拉傷一樣慢慢復元，唯一不同的是按摩，按摩前需先讓組織修復到一定程度，在近乎快癒合好時才進行，而在正常的情況下，撕裂比拉傷需要更長時間才能癒合。

- 若疼痛強烈，肌肉收縮，或有很明顯的紅腫，以及起因不明的抽筋，都應該去看醫生。醫生常常會推薦病患去做物理治療，以加速癒合過程。

- 小腿重複受傷說明肌肉受損或肌肉組織受損，如果小腿不靈活或訓練過度，這傷也許會在恢復訓練後每隔幾個月便發生一次。小腿肌肉緊張毫無疑問是因為小腿負荷過大，但很多人卻從未受傷。使用的力度也是容易被忽視的，強壯的小腿不易受傷，而虛弱的小腿便較容易受傷了。然而，小腿的面積大也不代表它有足夠的力量抵禦受傷。人們跑步或行走時，需要透過蹬地而推進，這種蹬力大多數是由伸縮肌肉的小腿肌肉細胞觸發，當小腿的結締組織在跑步移動中收縮和伸展時，就會像彈簧一樣回彈，為腳踝提供力量，增加腳踝的機動力。而當小腿過度緊張，肌肉會工作不當，因為結締組織進一步伸展，提供了過多的推進力，肌肉自身可能略微變弱。任何過度力量的使用都會造成結締組織的撕裂。肌肉必須很強壯，這樣才能有助結締組織並保護它。這種力量都是非常具體的。標準體重訓練並不像跑步移動完成的運動那麼有效（斜坡、長距離、短距離鍛煉）。當受傷已經通過使用之前提到的療法恢復後，無論是小腿提升還是開始訓練時，應以一種可控的程度來逐漸增加小腿的負荷。教練和跑步者慢慢一起增加特定的鍛煉方式。例如，一系列斜坡重複鍛煉比田徑鍛煉和按計劃長距離田徑重複鍛煉更好，以後可以調整為距離更短的、更密的練習。普通跑步者或健步者能通過每週一次或兩次 15 到 20 分鐘的 "彈簧跨步" 改善力量。這不是跳躍。如果動作正確的話，只有你自己如何掌握時間，旁觀者僅僅能注意到你的步伐更有活力了，我在感到精力充沛或者快到達短距離鍛煉終點的時候才會這麼做。這些練習應該在輕鬆的一天裏做一做，而不是又長又辛苦的鍛煉中，保持這種習慣對於小腿有問題的人，尤其是每天跑步距離相等、保持相同周里數的人來説特別重要。如果忽略了練習，經過一段時間以後，小腿受傷可能會重複出現。

- 小腿受傷的普遍成因：兩腿長度不均等、過度內旋和外旋、小腿過度緊張、足跟高以及身體重。腿長不均等可以由醫療專業人士來確定，但可以經以下線索來判斷：兩腳穿鞋不一樣大，褲腿長短不一，站在鏡子前就最能看出差別。不管腿長的一邊還是腿短的一邊，小腿都有可能受傷 —— 通常是在短的一邊。小腿緊張的效果可以通過選擇低跟和鞋跟翹度薄的鞋來扭轉，許多人在他們的跑步、健步生涯中一直使用鞋跟翹度。足弓高且硬的人可能通過鞋跟點作為柔軟提升紓緩疼痛。獲得正確選鞋建議會非常有幫助。身體重的人，小腿受壓，及時沒有出現結構性缺陷，有時也需要進行治療。在跑步初始加入更多的健步間歇會有效減少小腿的問題 —— 對重磅的跑步者尤其有效。

小貼士

- 隨着運動員逐漸年長，小腿重複受傷是很普遍的，主要是由於日常體育活動的減少。替代練習／運動被遺忘，身體逐漸變弱。隨着年齡的增長，恢復時間也在延長，組織損傷也癒合得更慢了。

- 在柔軟的地面鍛煉，鞋跟下陷有時也會導致受傷（在沙子或雪裏）。

- 跳繩和小腿負重抬升會意外令小腿肌肉受傷。

何時停止訓練

- 如果鍛煉中的痛楚增強，日常活動中的痛楚很明顯或在小腿在測試鍛煉後更加酸痛的話，就立即停止。

帶痛跑步、健步的後果

- 如果忽視了情況，酸痛的肌肉可能會發展為拉傷，然後撕裂。上述任何一種受傷都會延長恢復時間。單次跑步造成嚴重受傷的情況是很不正常的。所以，邏輯上講，酸痛微弱或普通都應該考慮完成重要的比賽。如果跑步中小腿出現酸痛，就步行幾分鐘；如果出現抽筋，停下來按摩，然後行幾分鐘，再慢慢回到原本的跑速。記得保持良好補水，充分攝取液體和電解質。

區域4— 膝 蓋
The Knee

膝蓋骨疼痛或附着在
膝蓋骨上的肌肉疼痛

Pain at the Kneecap or at the Muscle Attachment to the Kneecap

髕骨股骨膝蓋痛
Patello-Femoral Knee Pain

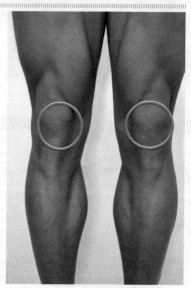

* 圖片顯示僅為患處位置，而非傷患情況

疼痛位置

- 疼痛位置從膝蓋頂端延伸到腿骨頂端凸起，就在膝蓋骨下面（脛骨粗隆或脛骨結節），延伸一英吋到膝蓋骨兩邊。

疼痛描述

- 膝蓋骨頂端附着肌肉疼痛時，立即治療。如果此處受到刺激，休息無法令疼痛好轉。這種情況幾乎不會惡化，但會嚴重干擾訓練。如果這種疼痛是因為跌倒，肌肉會走位，就會更加痛，常常還會腫脹。

- 膝蓋骨的疼痛是各式各樣的，既有隱隱作痛型，也有劇痛型，還有跛行的。疼痛可能從膝蓋骨的表面或內部深處發出，且常有各種聲音：點擊聲、壓碎聲、彈出聲等。有時疼痛順着兩條腿蔓延，有時是兩邊。在此處嚴重受傷時，整個膝蓋都會水腫。

- 膝蓋骨底疼痛。如果位置深，相關膝蓋骨問題就跟上述一樣。但是較低的膝蓋疼痛，常常是髕骨肌腱發炎。肌腱本身以及大腿骨前面骨突連接處（脛骨粗隆或脛骨結節）也會感到疼痛。當肌腱連結點受傷，跪地的時候常常會感到疼痛。受刺激的區域在酸痛的時候還會變大，也許會保持永久性的擴大和痛楚（尤見年輕人）。跑下坡路對於所有肌腱受傷都會產生壓力和痛楚。痛楚會很頑固，可能從持續性的酸痛到階段性的劇痛混着微痛。有時肌腱壓縮的時候也會腫脹，感到疼痛。

- 沿着膝蓋骨的疼痛都是典型的輕度到中度疼痛，通常休息就能改善。若疼痛的位置更深、靠近邊緣，尤其在膝蓋的關節線上感到疼痛，有可能受傷更加嚴重。

生理結構簡介

- 膝蓋是樞紐關節，因為它鉸起來，膝蓋骨沿着前段滑入骨槽。有力的大腿肌肉過度到膝蓋底的髕骨肌腱，這條重要的肌腱延伸幾英吋到腿骨的頂端，上面附着着脛骨粗隆——骨頭前面的凸起。軟骨層在磨擦時有保護作用，若軟骨受到刺激和傷害，則會形成關節炎。

- 膝蓋裏的另一組織半月板也會受傷。它是一個楔子，呈半月牙形狀，卡在大腿骨（股骨）和腿骨（脛骨）之間。每個膝蓋都有

2條，它們能減震並支撐骨骼，使其保持完美的位置，將膝蓋
鉸動時的摩擦力減到最低。它們由一種稱為纖維軟骨的軟骨組
成。當膝蓋扭曲，位置不穩定且效率低，或者其中一條骨頭過
度移動，半月板受到撞力或拉傷，就會感到疼痛。受損的半月
板會令半月板附近的正常軟骨漸漸磨損。

成因

- 當大腿肌肉結合處被過度拉扯，膝蓋骨的頂端就會常常受傷，
  此處會適應逐漸增多的負荷。過多的下坡奔跑、里程增加、重
  量訓練中徒增意外壓力（特別在抬起過重的東西時）、跳躍、
  着陸位置錯誤等都是成因。

- 膝蓋骨本身的疼痛也跟負荷有關。如果膝蓋骨和股骨中間的軟
  骨不能適應負荷，就會受到刺激。如果適應是循序漸進的，軟
  骨就會變得更厚、更強壯，每個人所需的時間也各不相同。如
  果持續受到刺激，就會導致軟骨表面出現關節炎，容易造成永
  久性的疼痛。如果表面契合得不密切，令膝蓋發炎，膝蓋內部
  的液體就會因發炎而改變，或者令到軟骨表面受損，就會聽到
  點擊、彈出和壓碎般的聲音。有時，聲音會隨着膝蓋的癒合而
  消失，但如果聲音持續存在，有新的聲音或者聲響很大，還是
  去看醫生吧。有些人在年輕時就有這樣的經歷，也習以為常了。
  許多人膝蓋骨背面的髕骨溝很淺，或者不規則形狀的膝蓋骨會
  比正常膝蓋骨滑入時產生更大的摩擦。弓形腿或膝蓋外翻的人，
  其膝蓋彎曲的時候膝蓋骨會稍微滑到一側，受到更大的壓力。
  過度外旋或內旋會令膝蓋內翻或外翻，也會對膝蓋造成壓力。

- 疼痛沿着膝蓋骨側面楔形往往是因為令膝蓋骨和骨溝保持平行
  的結締組織受到了刺激。當膝蓋骨受力把自己拉到一側，結締
  組織就會受到刺激。前面所提到的解剖學變形也是成因，但是

過度內旋和外旋則是更常見的原因。

- 髕骨肌腱疼痛和過度負荷有關，所以循序漸進的適應是有幫助的。人體的膝蓋解剖學形狀會影響髕骨肌腱受力的方向，單單一個角度的拉力會令肌腱受到更多壓力。疼痛和過度內旋和以及有時的外旋也有關，儘管它們作為成因常常被忽略。如果肌腱嚴重受傷，或長期疼痛被忽略了，肌腱就有可能永久性受損。

- 肌腱止點處和脛骨粗隆疼痛和髕骨肌腱疼痛的原因一樣。儘管，內旋和外旋造成的痛楚很少。年輕人，尤其是大約 16 歲左右的男孩，此處的生長中心也有可能受到刺激。

療法

- 只要有符合邏輯的起因，輕度的膝蓋疼痛是正常的。增加運動里數、更換運動鞋、在斜坡上跑或其他運動 / 訓練都是典型起因。輕度疼痛時訓練是沒問題的，因為膝蓋會漸漸適應變化。如果疼痛不能遵守《帶痛跑步規則》的常識，休息就非常重要了。

- 如果有腫脹、刺痛、劇痛以及重複出現的疼痛，請看醫生。忽略長期、輕微的痛楚常常意味着內部刺激可能會導致不能挽回的膝蓋傷害。

- 髕骨周圍而非髕骨肌腱疼痛可以用幾種方法來治療。常提升鞋子來加強穩定性、使用訂制型的醫療矯形器可幫助身體型狀與常人有異的人，以助膝蓋保持對齊。這對於重複出現的輕度疼痛非常有效，尤其當疼痛不斷出現又保持在特定水平的時候。

- 大腿肌肉（股四頭肌）的力量對於保持髕骨平行、減少膝蓋過度移動是很重要的。內部肌肉稱為股內側斜肌（Vastus Medialis Obique, VMO），才是應用重點。雖然 VMO 練習要花時間才見效，但能保護膝蓋未來免受傷害。當肌肉逐漸適應後，就會變得更加強壯，有些跑步者會在鍛煉期間休息，他們往往需比其他人付出更多才能領會到它的好處。

- 如果髕骨肌腱和脛骨粗隆疼痛沒有因跑步計劃縮減而大幅度降低，那麼就需要休息。這些區域如果受到強烈刺激的話，癒合會非常慢。按摩肌腱和冰敷按摩也許會有幫助，髕骨肌腱帶也許可以幫助繼續進行訓練。

- 彈性膝蓋護腕、髕骨肌腱帶和膝蓋護腕對於任何膝蓋疼痛都有用。不同的產品在每個人身上都會產生不同的效果。所以如發現護腕無效，可嘗試其他辦法。

- 物理物理治療師和訓練師使用髕骨貼布的方法，也是有一定幫助的。

小貼士

- 跑步不會令膝蓋受損，除非跑步的時候膝蓋疼痛或重裝。研究顯示軟骨越粗，膝蓋越健康。即使是高里程跑步者也有這樣的效果 —— 因為適應性。

- 許多跑步者患有關節炎，因為他們的基因容易令他們得關節炎，跟是否跑步並沒有關係。不同的人，容易得關節炎的程度也不一樣。

- 許多因為關節炎而不得不停止跑步的人，可以採用自由插入健步間歇的方式來跑步。還有些人跑步時會感到關節炎疼痛，走路和日常活動中反而不會痛。很多普通的、不跑步的市民患有不為人知的關節炎，如果運動不足就不會發現病徵。

- 考慮手術要極其小心，因為膝蓋在手術以後就完全不一樣了。有些組織被移除後，會對剩下的表面造成更大的壓力。前十字韌帶修復對跑步和健步會產生良好的效果，但是髕骨軟骨清創術(刮)的效果很差。過度採用側面釋放(切除維持膝蓋骨外部的組織)找對疼痛源頭的在極少數情況下是有效的。數年來，膝蓋外科手術的趨勢，像側面釋放，是來了又走。幾年前，實施膝關節皺褶(許多膝蓋中發現的結締組織束)手術是慣例，現在則比較少見了。骨科醫生變得越來越保守，他們傾向於留下大多數的半月板(而非激進的"清除"它)。新的手術程序有望補充表面，消除缺乏軟骨區域的"骨和骨"的摩擦。非手術、注射透明質酸能補充表面區域和潤滑。所有這些選擇，你都可以和骨骼醫生進行探討，不要孤注一擲。

何時停止訓練

- 大多數運動員會有週期性的膝蓋疼痛。隨着膝蓋逐漸適應壓力，還會正常發生少量的刺激。如果疼痛是輕度的，在熱身運動後或訓練中就會消失。如能持續改善，一般訓練都會很安全。當兩個膝蓋都感到疼痛的時候，往往存在適應性的問題，每隔一天跑步加自由式健步間歇會減少或消除各種各樣的問題。膝蓋受傷是運動員們不得不永久改變獲得或退役的最常見原因。如果疼痛依舊，應該立刻開始休息和治療。

帶痛跑步、健步的後果

- 膝蓋疼痛常常從輕度發展到中度，所以長期以來很容易被人們忽視。但是如果一旦出現強烈的疼痛，就會逐漸造成永久性的損傷。所以應該小心對待！

膝蓋後彎腿處

The Area Directly Behind the Knee and Toward the Inside

膕窩和鵝足疼痛
Popliteal and PES Anserinus Pain

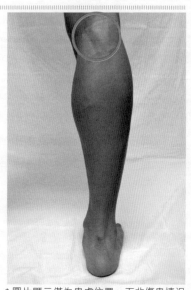

* 圖片顯示僅為患處位置，而非傷患情況

疼痛位置

- 膕窩疼痛直接位於膝蓋的背部 —— 朝內或膝蓋背部中間。外部邊緣是股二頭肌腱（面向膝蓋背部的外面），這會在其他章節探討。

- 鵝足疼痛的位置更模糊，通常會沿着膝蓋背部的內側發痛。這條肌腱沿着關節線以下的膝蓋內部，然後發散到小腿骨的上部，也就是膝蓋下腿骨前部頂端的骨突內。

疼痛描述

- 膕窩疼痛常常是隱隱作痛型，膝蓋背部皺褶區域的深處會感到疼痛。鍛煉後經常感到痛，但也許在鍛煉中也會痛。腿部伸直和蹬地的時候，膕窩常會感到疼痛；而休息的時候不太會疼。

- 因為膝蓋背面的內部，沿着肌腱的地方痛而注意到內側膕繩肌肌腱炎（膝蓋彎屈會感到疼痛）。艱苦或快速鍛煉以及在斜坡地向上快步走，也會痛。一般疼痛介乎輕度到中度，步態中的腿完全伸直時會更痛，而肌腱受壓時常常也會感到痛楚。

- 鵝足痛一般是隱隱作痛型，會出現在膝蓋內側。休息時也常常感到痛。健步或跑步幾分鐘後，痛楚會減少。如果疼痛位在腿骨上部前段（脛骨）周圍，就會更強烈，嚴重起來還會導致波形，造成代償性受傷。

生理結構簡介

- 膝蓋背部內的袋狀是膕窩，神經、血管、韌帶和肌肉都會經過這一塊。跑步或健步中或以後的第一次疼痛大多數是由口袋內最大的肌肉上部腓腸肌引起的（小腿上半部肌肉），小腿疼痛章節會探討此塊肌肉的受傷情況。有時受傷部位也會有混淆，因為看起來好像疼痛位置在大腿肌肉較低的地方。

- 貝克式囊腫是口袋內出現的液體塊或凸起。這種擴張有時會從膝關節突出到上部腓腸肌。膝蓋內部刺激激發膝蓋內的液體增多，受到擠壓後直到突出後退到膕窩。囊腫每天的大小都會發生改變。

- 膕窩的內部邊緣由內側（內部）膕繩肌構成。它的作用是在其伸直的時候，把腿較低的地方後拉，降低速度。跑步和健步都會大大使用到它，所以在提升速度和距離的時候，很容易產生酸痛。

- 膝蓋內側和腿骨上前端受傷常常因鵝足肌腱和囊腫引起。鵝足也就是希臘語"鵝的腳"的意思——因為肌肉肌腱集合在一起像三隻腳趾的形狀。較大的單一肌腱由纏繞在腿骨前面的連接帶形成，輔助腿的彎曲、控制腿的伸直，它的獨特性就在於令腿骨旋轉。在延伸的最後幾度時，腿骨的較低處向外旋轉，肌肉後拉。這條肌腱也能輔助膝蓋向內翻轉，"膝蓋外翻"的人也會感到疼痛。滑囊是結締組織中充滿液體的囊，保護肌腱在骨骼上不會過度摩擦。如果鵝足所受的摩擦超過了它本身所能承受的，就會損害藏在鵝足下面的滑囊。滑囊內部的液體會增多，滑囊增厚，導致的疼痛狀況稱為滑囊炎。

成因

- 膕窩內的上部腓腸肌會因過度拉伸而受傷。小腿肌肉過度拉伸是最常見的原因。在過度柔軟的地面上跑步、膝蓋伸直或變得"鎖定"都會令情況惡化。快速上坡健走、步幅過大以及騎車都有可能受傷。
- 膕窩內的貝克氏囊腫是因膝蓋內部受到刺激引起。有時刺激源於里數或速度增加，但關節炎和半月板撕裂也可能是成因。
- 內側膕繩肌肌腱痛和上腓腸肌痛的引發原理是相同的，小腿伸展除外。
- 鵝足痛是因腳向外伸展而激發，常常是因為步幅過大、跑得太快；過度內旋和外旋也是受傷主要原因。

療法

- 冰敷有助治療所有這些受傷。
- 較慢、較短的鍛煉就能令鍛煉繼續：保持運動在受刺激的標準以下。

- 上腓腸肌疼痛可以通過給鞋跟加高、停止伸展、採取必要的戰略休息和避免斜坡等得到紓緩。如果問題很頑固，也許需要進行物理治療。

- 貝克氏囊腫（Baker's cysts）可能暗示內部膝蓋有損傷。膕窩出現單次腫脹也許意味着膝蓋在適應過程中稍微有些惡化。如果囊腫依舊或持續增長，請骨科醫生確定是否有更嚴重的受傷。

- 內側膕繩肌疼痛往往會隨着訓練遞減而癒合，但如果疼痛依舊，理療也許會有幫助。過度內旋或外旋也是成因之一，因為內側和側面膕繩肌也許受力不均。請跑步用品專賣店的經驗職員來檢查自己的步態和跑鞋吧。

- 如果沿着關節線膝蓋以下的疼痛是發散性的酸痛，就有可能來自鵝足肌腱炎。膝蓋關節線痛更局部，或者稍微隱藏在膝蓋下面，最後往往被發現是膝蓋內的半月板撕裂。如果疼痛中伴隨腫脹，或者痛楚此起彼伏、無法消除，請讓骨科醫生來檢查一下。

- 鵝足受傷最常見的位置在膝蓋關節線稍微向下，時不時在腿骨上部扇開。如果變得非常酸痛，休息只能是唯一的方法。滑囊炎出現的時候，任何活動都會持續惡化滑囊。應該大幅縮短步幅、評估鞋子和矯形器（觀察膝蓋而非腳的位置），如果膝蓋向內搖擺，需要改穿更穩定的鞋；膝蓋如果向外搖擺，盡可能穿着中性或緩衝力更好的鞋。禁止按摩，因為滑囊會因積極的按摩而惡化、經常使用彈性膝蓋護腕也會有所幫助。需經常做物理治療，骨科醫生也許會考慮注射皮質酮，因這對滑囊炎的效果很大，保守估計最少要注射一次。上脛骨壓力性骨折很少會導致此處疼痛，注射前可以由醫生檢查確定。

- 如果膝蓋感不適或康復緩慢，那可能與內部膝蓋問題有關。若有懷疑請讓骨科醫生檢查一下。

> **小貼士**
>
> • 鵝足滑囊炎會令運動員中止訓練，如發現患上應立即停止練習，因早期的治療太重要了。

何時停止訓練

• 大多數受傷都是相對輕微的，經過診斷後，初期治療後不久就可以恢復訓練，但必須控制運動強度不能超過刺激的標準。

• 如果繼續訓練，一旦疼痛達到很強的程度，鵝足痛仍會持續惡化。

帶痛跑步、健步的後果

• 一般來說，這些傷患不會導致永久性損傷。但另一方面，如果出現嚴重受傷，可能會影響骨骼健康。當此處疼痛，還要長期訓練和比賽是愚蠢的，因痛楚可能源於膝蓋關節內脛骨上的半月板問題或壓力性骨折。但是，單日的帶痛活動不太可能造成永久性的後果。

膝蓋外部
On the Outside of the Knee

髂脛術和股二頭肌終止點
Iliotibial Band and Biceps Femoris Insertion

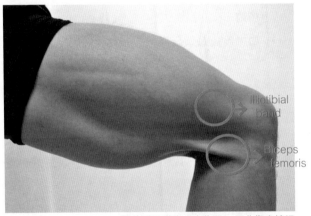

* 圖片顯示僅為患處位置，而非傷患情況

疼痛位置

- 疼痛位於膝蓋外部。大腿外部或臀部疼痛不包括在內。
- 膝蓋上的髂脛束痛有時很難定位，但一般在膝蓋的外側，有時感覺痛楚向下一直延伸到外面，向着腿部的較低處的前面。
- 儘管髂脛束雖在腳的表面部分，但髂脛束疼痛感覺像在內部。第一次發生時感到痛是正常的，但如果痛楚沒有消失就應該去看醫生。

- 股二頭肌疼痛面對着膝蓋背面。這條肌腱源於大腿肌肉（膕繩肌）背部的外面。這裏也會感到痛，向下延伸到膝蓋以下的終止點，疼痛從來不會轉移到膝蓋外面 —— 只會在膝蓋背部。儘管股二頭肌和髂脛束的疼痛很相似，但治療方法略有不同。髂脛束嚴重受傷會包含股二頭肌區域，但逆轉反而不太可能發生。

疼痛描述

- 髂脛束最常見的受傷原因是鍛煉或比賽期間感到膝蓋外部出現痛楚。
- 如果疼痛繼續發展下去，就會特別痛苦，膝蓋屈曲也會出現困難。
- 有時在較長和較辛苦的鍛煉後進行短跑，剛開始就會出現疼痛。這是因為即使感覺無痛，損傷也已經發生了，但只有在再次使用受傷區域的時候才會感到疼痛。
- 一般情況下，按壓受傷區域時不會持續地出現輕度疼痛，如果覺得痛，往往暗示受傷更加嚴重。
- 膝蓋在日常活動中不會感到痛，但經過強烈的使用後，膝蓋會疼痛一到兩天。
- 一旦受傷，髂脛束就會在鍛煉中開始逐漸感到疼痛。只有在更嚴重的情況，在鍛煉初始就會感到疼痛。
- 股二頭肌疼痛也是相似的，但通常不會一下子就變得強烈，而是逐漸增加痛感。日常活動中股二頭肌也有機會痛，或許從鍛煉伊始就痛，縮短鍛煉痛楚就會減弱。

生理結構簡介

- 髂脛束是從臀部外部肌肉開始的結締組織的厚鏈，向下延伸到大腿外部，連接膝蓋外部。膝蓋外部疼痛是在討論此部分。

- 髂脛束是很強韌的結締組織。它的作用是當腳在地面上的時候穩住膝蓋。如果膝蓋內外移動，就會受到壓力。

- 股二頭肌肌腱附着在下腿骨（腓骨）外部的頂端，延伸到膝蓋後面的外部。膝蓋屈曲的時候，很容易感受到它。股二頭肌肌腱的作用就是幫助膝蓋屈曲，在膝蓋伸直的時候降低速度。它還是下腿和側面膕繩肌肌肉的連接點，還是膕繩肌肌羣的能量庫。當膝蓋過度伸展或抗阻拉力過大時，受傷就會加重。

- 按摩膝蓋以上的髂脛束是有效的。泡沫滾軸也是達到效果的有效工具。Jeff 建議在跑步和健步前先使用 5 分鐘、結束後 5 分鐘、睡覺前 5 分鐘。按摩對股二頭肌受傷用處不大，但是有經驗的物理治療師可以採用特殊的手段加速癒合過程。

- 髂脛束伸展能有助康復，但無法預防再次受傷。

- 外旋是應該消除的，但事實可能需要短暫的過渡內旋時間。選擇一雙側面移動控制力好的鞋，如果已經使用中性減震鞋，可考慮使用側面穩定的鞋或公路專用的徒步鞋，因為這兩種鞋的邊緣更堅硬，能有效預防腳踝扭傷；腳在向前翻轉時，鞋型結構可以減少側面膝蓋所受的壓力。如果已經存在很明顯的過度內旋，或者已有其他傷患如脛部內側疼痛等，就不要這麼做了。專業跑步用品商店的選鞋專家能幫你挑選合適的鞋型。

- 避免在斜坡上跑步及跑得過快。嘗試步幅測試以找出原因，例如會否步幅過大？（Jeff 在訓練課程和跑步學校中均有跑步姿勢評估）

- 彈性護膝有時也有幫助，有專門為髂脛束受傷而設計的護膝帶能有效幫助輕度受傷。

- 日常活動中感受不到髂脛束的傷痛後，休息 2 到 3 天再嘗試跑步或健步：是否已經沒痛？持續運動 15-20 分鐘是否有不適感？如果開始不到 20 分鐘就痛的話就立刻停止。如果 20 分鐘都沒事，等待翌日再試試看是否又會出現痛感。如果有，再休息或治療 1 到 2 天，然後以更自由的跑走比例測試 10 分鐘。如果測試鍛煉成功，把鍛煉延長幾分鐘再嘗試一下，按照這樣的進展繼續下去，但如果再次受傷，則重複上面的過程。如果你在嘗試了所有療法依然感到疼痛，切記去看醫生了。最好能每隔一天跑步，避免任何會惡化傷患的活動。

注意：Jeff 通過在跑步初始使用自由式健步間歇，令客戶重返跑道，取得了巨大的成功。他建議在一開始重回跑道的時候，先跑步 10 到 15 秒，然後再走 45 到 50 秒。使用較短的跑步小組，人體常常就能一邊慢慢恢復一邊繼續跑步。見本書"跑－走－跑"章節。

- 醫生可以確定膝蓋內部是否存在更嚴重的傷患，而物理治療師也是很有幫助的。有時需要在膝蓋上注射，一般來說是安全的，但也有很高比例對此毫無反應。皮質醇的麻痹作用會令人傷勢惡化時完全感覺不到任何受損，當發炎很厲害時，注射是最佳的，因為其他保守方法都難以改善發炎。近年來，髂脛束手術已經不太流行了，手術效果往往欠佳，反而保守療法顯得更效——雖然，成效依然有限。

- 由經驗豐富的醫生所設計的矯正器固然對於傷者或重複受傷的患者均很有幫助，其實暫時更換使用的鞋型也能改善單次疼痛。在跑步用品商店裏，經驗豐富的職員會協助解決合腳的問題。其實許多矯形器反而會令傷勢惡化，可嘗試在較短的那隻腳所穿的鞋裏加入鞋跟墊。

- 休息通常都很有幫助，但傷勢嚴重起來就要花很久的時間才能癒合。因為受傷也會常常令人失去目標，所以儘早治療是很重要的。Jeff 發現：當保持足夠保守的跑－走－跑比率時，即使不斷延長跑步的距離，大多數髂脛束都仍然能癒合。

- 這些相同的療法治療股二頭肌疼痛也很有效，但要抬高兩邊足跟的高度，建議立刻更換為徒步鞋。

小貼士

- 許多跑步者在鍛煉中都會感到強烈的疼痛，但很快又消失了。然而，許多感到輕度疼痛的人，還能在原有運動水平上繼續訓練數周。更輕微的疼痛很易被人忽視和繼續訓練，但在這種情況下仍堅持跑步會導致長期的傷患。縮短鍛煉、更換合適的鞋子就能降低風險。

- 穿着正確的鞋子能產生很大的作用，常見的是，許多原本感覺沒事的鞋反而令人受傷，然而換鞋後又慢慢治癒了。

- 很多人需要永久性的稍微過度內旋來預防不斷出現的骼脛束刺激。哪怕即使腳的使用是 "正常的"，但這時改變腳的運動，也能治療不正常的膝蓋。

- 情況嚴重的可能需要數月才能痊癒，保持耐性。

- 不斷出現的疼痛可以被消除，但是許多人也應該更加注意達到結果的所有細節 —— 尤其是更頻繁的健步間歇。

- 當中斷運動超過 2 個月，應採取必要的適應性訓練。

- 股二頭肌疼痛往往只是單一問題，不需要採取適應性訓練。

- 股二頭肌疼痛的時候，小心訓練是安全的，但也許要花很久的時間才能令疼痛消失。而那些需要完全休息的案例，往往是因為在繼續訓練的時候還要求保持原有運動水準而導致的。

何時停止訓練

- 骼脛束一出現疼痛就盡可能停止鍛煉。請不要帶痛勉強運動，輕度疼痛是可以運動的，但如果疼痛在增加，說明損傷也在增加。

帶痛跑步、健步的後果

- 骼脛束受傷不會造成永久性損傷，但也有可能花上一年的時間來癒合。如果在重要賽事中出現骼脛束疼痛，還是值得冒風險去完成的。疼痛的時候，往往不可能保持正常的步幅，所以完成重要的時間目標往往也是不太可能的。

- 髂脛束疼痛時繼續訓練是愚蠢的，有很大的機會會令受傷加重，延長休息是唯一的解藥。

區域5——大腿和髖部
Upper Leg and Butt

大腿內部 —— 從腹股溝或下髖部肌肉 —— 膝蓋方向

On the Inside of the Upper Leg —
From the Groin or Lower Butt Muscle —
In the Direction of the Knee

大腿內側痛
Medial Thigh Pain

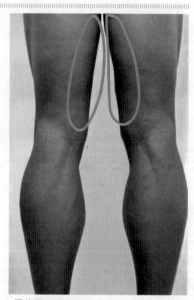

* 圖片顯示僅為患處位置，而非傷患情況

疼痛位置

- 疼痛發源處高到上腹股溝區域，有時在硬骨上也會感到疼痛，坐在堅硬的表面上，每塊髖部內側附近也會感到疼痛。疼痛一直向下延伸到大腿內側，但膝蓋附近往往沒有疼痛。

疼痛描述

- 跑步和健步所產生的受傷，不同於由側面體育運動所造成的傷害，除非受傷因衝刺、舉重或伸展引起。跑步者和健步者所體驗的疼痛，在一次或幾次鍛煉中，常常在大腿內側慢慢加強。

- 如果產生原因不明的突然性疼痛，比如在絆倒或跳過一個物體的時候，建議去看醫生。如果疼痛的位置高到腹股溝或對着髖部，應尋求特殊治療（可能是壓力性骨折、疝氣、神經損傷等其他受傷）。

- 如出現突發性疼痛，即使已知原因，若休息無法令疼痛減弱，也建議去看醫生。

- 有種很常見的、在跑步或健步時出現的大腿內側受傷，在鍛煉的頭幾分鐘會稍痛一會兒然之後就消失了。如果鍛煉時間很久，在快結束時也會感到痛。快速跑、下坡跑很容易令問題惡化，還有些人會在寒冷的天氣裏感到症狀更嚴重了。

生理結構簡介

- 大腿內側有一組肌肉成為內收肌，有時也成為"腹股溝肌"。這些肌肉能把腿拉到彼此相對，尤其在膝蓋沒有彎曲的時候。腿部伸展開來的時候，這些肌肉也被拉伸了。

- 步幅比本身距離還大的時候，內收肌也會被拉伸，這對於每個個體來說是很自然的。

- 它們起於盆骨的幾處地方，附着物都很脆弱，骨骼連接處很易受傷。

- 這些又細又長的肌肉，治癒速度非常緩慢。

成因

- 隨着訓練的推進,這些肌肉逐漸越來越強壯。它們有時無法承受訓練的提升強度,就會變得酸痛。輕微酸痛是正常的,尤其是雙腿都感到輕微酸痛。繼續加強運動強度或長度是錯誤的,因為肌肉已經相對疲勞了。
- 步幅突然擴大或快速的側邊步會損害這些肌肉,而且損傷常常是循序漸進的。
- 機械式體重訓練會令原本分開的兩腿膝蓋擠壓在一起,也會導致此類受傷。
- 過度伸展是原因之一,帶着新傷再進行伸展就很有可能導致受傷惡化。

療法

- 停止伸展受傷區域。
- 冰敷。
- 中斷跑步,休息幾天 (3 到 5 天)。
- 確保沒有過度外旋或鞋壞了。
- 若疼痛依舊,物理治療能提供幫助。
- 如果疼痛延伸到腹股溝和盆骨區,休息也無法改善,去看醫生。
- 詢問醫生是否可以開加強消炎藥方,會有所幫助。
- 應該排除或診斷此處幾類嚴重受傷。

小貼士

- 如果在大腿的中低部有輕度疼痛,儘管看起來可能會持續數周,但是不增加里數的保守跑步和健步是不會有長期影響的,這類傷常常在幾個月內不用治療就能痊癒。

何時停止訓練

- 在受傷早期階段休息幾日來療癒，能大幅度減少停止跑步的時間。

帶痛跑步、健步的後果

- 除非盆骨附近疼痛強烈，否則可以放心完成比賽。我們見過大量因為傷勢惡化而需要動手術的股骨頭壓力性骨折，但如果跑步者很早就進行康復 / 休息，可能僅需要拐棍而已。這類受傷可以在某次比賽中突然發生，而且受傷的人並無舊患。
- 正如上述所講，很多人有輕度的內收肌疼痛時，應選擇非常保守的訓練。可是，如果他們過於勉強自己，疼痛就會向上轉移到源頭，轉變為更嚴重的受傷。

大腿外部從髖部外骨隆突出向下延伸

Outside of the Thigh from the Bony Knob on the Outside of the Hip, Going Down

大腿外側痛
Lateral Thigh Pain

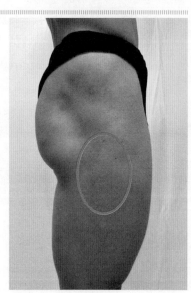

*圖片顯示僅為患處位置，而非傷患情況

疼痛位置

- 疼痛位置包括大腿外部從髖外部骨隆突起一直到腰部以下 4 到 5 英吋，延伸到髂脛束的肌腱，並不包括髖隆突的前面和後面。

疼痛描述

- 除了來自髖骨隆突的疼痛外，疼痛是發散型的、隱隱作痛。也有可能是集中性疼痛，深處酸痛，有時疼痛位置相當深。隆突上的疼痛一旦發炎，就會有"咯嚓"或彈出的感覺。

生理結構簡介

- 髖外部上豐滿、寬厚的肌肉分佈了一層薄薄的、堅韌的結締組織，從腰部開始，這條束會逐漸變細，纏繞在髖隆突的外面——從髖部骨骼（股骨）突出的腫塊稱為大轉子（greater trochanter）。肌肉和大轉子之間的滑囊用來保護肌肉不受到大轉子的刺激，滑囊是充滿液體的結締組織囊，有時受到刺激後會成為滑囊炎。

- 在豐滿的肌肉延伸到大轉子以下，肌肉和髂脛束混合在一起。這是一種平坦的結締組織帶，一直向下延伸到膝蓋。

成因

- 大腿上部疼痛是因為大轉子正對的豐滿肌肉區域受到額外的張力，常見的情況有：人們下垂到臀部以下、吸收走路衝擊力的時候身體傾斜；臀部寬、交叉步態、過度外旋、在傾斜的表面上訓練以及兩腿長度不一都是起因。不太常見的是：過度內旋會在膝蓋聚集的時候產生刺激。

- 大腿側面疼痛常常因為過多外旋而導致，在下坡路上跑步、延長運動里程以及快速跑步鍛煉時，大腿側面感到酸痛是很正常的。如果疼痛持續增強或非常強烈，尋求治療辦法。

- 在極少的情況下，背部下端的神經受傷也會成為起因。

療法

- 冰敷、降低運動里數，在反面永久或暫時提升足跟 1/4 英吋都是治療方法。如果確定腿長的一邊酸痛，提升就可以變成永久性的。如果疼痛揮之不去或不斷重複受傷，加強臀部肌肉能有助緩解臀部在步行中的下垂或落陷。物理治療也很有效，但很少需要注射皮質酮。改善跑步姿勢有時也能阻止臀部的下垂。許多情況下，人體適應以後，問題就會迎刃而解。

* 如果在普通的艱苦訓練中，大腿側面比預期還要酸痛，減少外旋往往就能提供幫助。穩定性少的跑鞋和訂制型醫療矯形器也有助緩解疼痛。矯形器應該由經驗豐富的人手製成，粗製濫造的矯形器只會令情況越來越差。按摩大腿側面或使用泡沫滾軸器也是很有幫助的，但不要在大轉子區域進行按摩或使用滾軸器，因會刺激到滑囊。

小貼士

* 在酸痛的一邊睡覺時，常常也是第一次發現疼痛的時候。

* 女性髖部疼痛發病多於男性，懷孕期間也會令症狀更明顯，比如會在單側懷着寶寶 —— 雖然有時只能在鍛煉的時候注意到。

* 如果大轉子滑囊炎疼痛強烈，可能要幾個月的時間才能治癒。

* 如疼痛蔓延到上髖部隆突和附近更深的地方，可能是早期髖關節炎，尤其"臀部向內向外"旋轉範圍變小或"減少旋轉"疼痛降低。隆突本身並不是髖關節的一部分，實際的關節開始位置在隆突附近更深的地方。

何時停止訓練

* 如果有這些輕度版本的受傷，是可以進行訓練的，但要時刻留意大轉子的疼痛。

* 如果大轉子滑囊炎很嚴重，幾乎不可能一邊繼續鍛煉一邊治癒。

帶痛跑步、健步的後果

* 僅帶痛跑步、健步單日，不太可能產生長期的影響；但忽略臀部上部大轉子疼痛則須數月才能治癒。

從臀部上部肌肉向下到
腿部下部的背側，再到膝蓋

From the Upper Butt Muscle Down the
Backside of the Upper Leg to the Knee

膕繩肌疼痛 Hamstring Pain

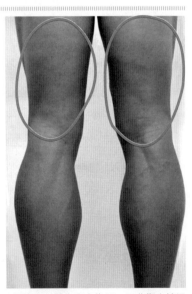

* 圖片顯示僅為患處位置，而非傷患情況

疼痛位置

- 始於盆骨低處的疼痛稱為坐骨結節（ischial tuberosity），當臀部重複屈曲時，此處會受到刺激並感到疼痛。神經也會受到刺激，疼痛從膕繩肌以下散發到膝蓋以下。許多膕繩肌受傷，只有坐骨結節會感到疼痛。

- 在跑步或健步時，沿着大腿背面的疼痛是最常見的。
- 坐骨結節以上疼痛就不是膕繩肌受傷。
- 膕繩肌以及坐骨結節以上疼痛應該按照髖部 / 臀部受傷的方式來治療，有時也有可能是背部受傷。

疼痛描述

- 跑步者、健步者經常在跑步中或跑步後不久第一次注意此類疼痛，通常是輕度的疼痛加深處酸痛，位於大腿背部的中段。
- 日常活動中行走時，疼痛感覺好像受傷已經治癒了，但跑步時還會再次出現疼痛。疲勞、快速跑和斜坡運動會惡化膕繩肌受傷。
- 如果坐骨結節感到疼痛，感覺疼痛輕微但又酸痛異常。情況嚴重的還會令人無法坐着，造成駕駛中的不適。
- 跑步或健步過程中，很少會出現突發性劇痛，除非正在衝刺或者腿部突然伸展。這種受傷通常會持續酸痛幾日，有時還會跛行，嚴重者可能需使用枴杖，偶爾的肌肉斷裂會出現明顯擦傷和腫脹，這時就要看醫生了。
- 臀部坐骨結節以上和膕繩肌疼痛常常和神經受傷有關，疼痛沿着長部分的肌肉是很難定義的。坐着尤其在駕駛的時候也許會刺激到受傷，如果膕繩肌疼痛持續延伸到膝蓋以下，極其有可能跟神經有關。

生理結構簡介

- 坐骨結節是三條很長的肌肉起始的地方，它們一直向下延伸到大腿後面，附着在膝蓋以下、大腿骨上部的背部和內部。其中一條肌肉還有第二個肌肉塊起源於大腿骨的背面。他們會合在一起形成一條帶，稱為股二頭肌。

- 這些肌肉延伸交叉到 2 處關節、髖部和膝蓋，所以許多地方都有可能受到刺激。當膝蓋伸直到最大化時，肌肉收縮會控制和一直向前移動的趨勢。此種類型的收縮會對肌肉產生壓力。這時，髖部的位置會影響肌肉的長度。大腿的前段肌肉（股四頭肌）會大力把膝蓋拉直，同時膕繩肌卻以微弱的力量抵抗這樣的移動。移動範圍越大，壓力越大。

- 膕繩肌受傷常常發生在坐骨結節上或肌帶的各處，肌帶中段很常見。有時骨骼也會受傷，需要很久的時間治癒。肌肉和坐骨結節的連接處也有滑囊，它是一個充滿液體的結締組織囊，保護着膕繩肌，此處出現滑囊炎的情況十分普遍。

成因

- 最常見的成因就是在肌肉已經極端疲勞的時候，繼續奔跑和行走。肌肉彷彿奴隸一樣地工作着，直到虛弱、飽受刺激。肌肉超負荷運轉的地方會產生撕裂，而循序漸式地增加的負荷，間中夾雜着休息，則會刺激肌腱、肌肉和它們的起始點，從而變得更加強壯，慢慢便能適應更大的壓力。

- 過度拉伸也是一個常見原因 —— 尤其當膕繩肌很疲勞或已受到刺激的時候。一次的拉伸就能把疼痛從肌肉中段的輕微酸痛轉為嚴重的坐骨結節受傷。

- 步幅過大，尤其盆骨向前旋轉也是一個很常見的原因。強壯的腹肌會令盆骨保持直立，而坐骨結節稍微靠近膝蓋，這種位置會令膕繩肌少受些壓力。

- 如膕繩肌脆弱，與股四頭肌（大腿前段肌肉）移動時就會令膕繩肌負荷過度。

- 如果膕繩肌緊縮，壓力就會更大。這對於業餘跑步者來說不是甚麼常見問題，他們不會進行保持短小步幅的速度訓練或側面移動的體育項目。

- 慢性膕繩肌受傷是由上述所有因素組成的，但舊患形成的傷疤也會進一步發展，妨礙肌肉的正常功能。

療法

- 休息幾日可以治癒輕度疼痛。冰敷是有用的，但不要拉伸；按摩也是有效的方法，尤其當疼痛已持續了幾日；泡沫滾軸器和使用枴杖都是很好的方式。

- 所有跑步先從輕柔步行 3 到 5 分鐘開始，避免行斜坡，逐漸令身體可以跑 10 到 60 秒，再健步 60 秒。

- 如果傷患很頑固，且問題仍然還在肌肉中段，又或者疼痛相當強烈的話，就應去看醫生。物理治療會有幫助，尤其是集中型的手法治療技術（應該使用各種類型）。

- 如果疼痛位於坐骨結節，冰敷雖然有點困難，但仍是有效的。如果沒有滑囊炎（按摩會惡化滑囊炎），按摩也是有益的。實際上，按摩是診斷是否有滑囊炎的好辦法。類固醇注射也許能對滑囊炎有幫助，但除此情況外並不建議注射，此外亦有些坐墊能減少緩衝，令坐着的時候少受刺激。

- 情況嚴重的時候，需要延長停止跑步的時間。水中漫步能保持跑步的適應性，小心地強化膕繩肌也能有幫助。如果某些練習會導致更多酸痛，更換其他類型的練習。踩單車也很有益：大腿前段肌肉在踩動時被大量鍛煉，但對膕繩肌來説則只是輕微的鍛煉。確保座位高度足夠配合膕繩肌，以輕鬆的速度騎行，直至疼痛改善。這種力量水平的運動所帶來的長期效益是顯著的，健身單車上的旋轉練習及爬坡運動也同樣有效。只要疼痛一直存在，騎車就能一直進行下去，長久能預防未來的問題。

- 膕繩肌慢性受傷對於正常的休息來説不太能治癒，或者疼痛可能消失一陣後又回來了。這說明膕繩肌的治癒時間不夠，或者膕繩肌在恢復跑步時的負荷太多、太快。要正確地治癒膕繩肌，需要同時採取多個方法：1. 加強臀肌和腹肌。2. 讓治療過大量運動員的物理治療師來按摩。3. 從對稱和移動角度來全面評估腳型、腿部和臀部。4. 從適當的體位來評估步幅。關於何謂適當的步幅有許多建議，但是還要檢查盆骨的位置。當靠牆站立時，腰上的下背部應該是平靠着牆的，沒有遠離牆壁傾斜。如果沒有這種情況，收緊腹肌。當跑步、健步降低對膕繩肌的拉伸時，儘量保持盆骨的位置，會有寶貴的好處。電流式治療模式和其他工具都對治癒頑固性受傷有幫助。訓練有素的醫生即使允許你進行拉伸，有時會有效 —— 但要非常小心。

- 非常頑固的病例需要花費數月到一年的時間來治癒。

小貼士

- 還有其他鼓舞人心的療法：高強度休克療法治療坐骨結節、針灸、激光、局部藥膏如 Arnica 和 Voltaren、特別練習如倒退跑步以重新訓練肌肉以及各種貼布的方法。
- 彈性大腿護腕對有些運動員也有幫助。
- 座位低的汽車會惡化受傷的情況。
- 臀肌和背部肌肉的微妙不平衡會導致神經刺激，令膕繩肌容易受傷。

何時停止訓練

- 短期休息後的一般測試訓練能夠檢查即時的情況。很多運動員都忽略了疼痛，盡力嘗試繼續訓練，而許多膕繩肌傷患在早期階段只是中度疼痛，還能繼續訓練的。然而，持續訓練會惡化傷患，甚至需要數月才能痊癒（早期只要幾天或幾周即可）。受傷第一次出現的時候，最好還是休息。

帶痛跑步、健步的後果

- 膕繩肌抽筋會發生在長距離賽事中，感覺好像受傷。艱苦的比賽或快速訓練會出現一陣陣的肌肉酸痛，通常在能維持正常步態的時候，繼續跑步是安全的，但嚴重跛行和更強烈的疼痛代表受傷加重，可能造成進一步的損傷。如果在訓練中出現受傷，停止跑步和健步。

髖部前，大腿附屬的 ——
正下方或正上方

Front of the Hip, Where the Leg Attaches
—Just Above or Just Below

髖屈肌受傷 Hip Flexor Injury

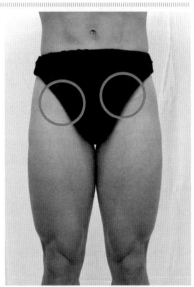

* 圖片顯示僅為患處位置，而非傷患情況

疼痛位置

- 疼痛位於髖部前面的軟組織上或髖骨前面骨隆突的下面，就在前面腰線以下，疼痛也會向下延伸到大腿的最上端。
- 髖部屈曲或坐着的時候，抬起腿部，疼痛應該位於髖部前面骨突以下豐滿的肌腱和緊張的肌肉，骨突本身也會感到疼痛。

疼痛描述

- 跑步和健步中的疼痛常常是循序漸進的，第一徵兆往往在腿向後伸的時候感到隱約的痛楚，腿向前邁也是如此。鍛煉後、坐下來以及早晨醒來後會感到僵硬和酸痛，不少人在進出汽車的時候也會感到疼痛。

- 痛楚起初是悶悶的，但也許隨着損傷程度加大就會變得刺痛。

- 在初始階段，大多數跑步者只會感到很小程度的疼痛，但忽略的話，受傷就會進展為跛行。

- 如果痛楚在髖部的骨隆突上，開始時會感到強烈的刺痛，這也能發展為長期的傷患，應該立刻進行治療。

- 坐下的時候常常會感到疼痛，因為腿部被抬升，髖部屈曲。

- 有時會因為意外移動比如絆倒等突然出現疼痛，在快速側面移動的體育項目中也很常見。拉伸或其他包括體重（常因為髖部一開始過度拉伸）等練習也會輕易受傷。這些突如其來的受傷也會非常痛苦，如果嚴重的話就要看醫生。

生理結構簡介

- 腿在儘量向後延伸的時候，三塊髖部屈曲肌主要負責把大腿向上移，有助於大腿開始向前拉動。

- 股直肌是從大腿的前部附着在髖部前面骨骼的股四頭肌。股直肌受傷會形成大腿上部痛楚，它也是造成髖部前面骨骼附近疼痛的兩條主要肌肉之一。縫匠肌（sartorius）和突起（bump）本身相連，它被裹在大腿的內部上，然而它不是主要的髖屈肌之一，但也會受到髖部延伸和屈曲方式的影響。

- 由下背部的前方一直深入到盆骨的兩塊肌肉名髂肌（iliacus）和腰大肌（psoas major），有時也被稱為髂腰肌（iliopsoas）。髂腰肌向下延伸並附着在髖骨的內部和背部，位於髖關節的正下方。因為它纏繞着骨骼，所以當被向上抬起的時候，大腿就會向外旋轉。

- 如果肌肉內部和肌腱實體疼痛，坐着抬起腿部也會疼痛（膝蓋伸直），那麼肌肉損傷的最大嫌疑就是髂腰肌。

- 此處有充滿液體的滑囊，有時也會變得酸痛和發炎。

- 有人會注意到，在髖部扭曲以及髖部前部向前或向後移動時，肌腱彈響，這通常不會造成疼痛。

- 此處的深處疼痛有多個其他原因，包括疝氣、壓力性骨折以及關節受損。如果問題並不像上述所描述的典型，明智的選擇還是去看醫生。

成因

- 工作長時間的久坐會降低髖屈肌區域的靈活性，許多腹肌薄弱的跑步者令此處受到過多的壓力。髖屈肌在長距離的跑步和健步中很易不堪重負和受傷，因為腿在重複向前和向後移動時，髖關節擴張。

- 較快速的跑步或健步（比最近的快速還要快）迫使大腿向後延伸得更遠。如果身體剛好適應就是正常的，否則會刺激到此處。

- 抬腳時重複地抬起比平時更高也是成因之一。跑上坡路、速度訓練和比賽的時候均會發生這樣的情況。

- 受傷很多時被發現盆骨也向前傾斜的時候，由於當中連繫着兩條主要肌肉，因此讓這兩條肌肉對齊是很重要的。

- 過度內旋和少見的外旋會迫使腿向前和向後移動時帶有過多的滑圓運動，這種動作會扭到髖部，加強並呈對角線地拉扯肌肉和肌腱，這也是髖前部骨突疼痛的常見原因之一。

- 伸展也是髖屈肌受傷的常見原因。髖部力量練習的工作量太大，也會造成受傷。

療法

- 冰敷、按摩、休息。
- 如果由經驗豐富的物理治療師正確地按摩，常常是很痛的，但也會加速痊癒。疼痛在治療後往往會消失。
- 受傷後避免伸展，直到已經開始痊癒。做動作最好小心，就能有效預防再次受傷。
- 從過度內旋、外旋以及效率低的跑步姿勢來評估步態。
- 如果問題頑固且非常痛就要看醫生，劇痛說明可能有關節或骨骼受傷或其他問題。
- 如果痛楚依舊則可以做物理治療，電療、手法治療以及加強邊緣肌肉都有幫助。
- 受傷會持續多月，尤其在忽略疼痛又繼續帶痛訓練之後。
- MRI 能確定哪塊組織受傷，有時還能定位肌腱上的傷疤。由手法嫻熟的運動骨科醫生實施診斷性注射，有時也效果明顯。如果醫生要求延長休息時間，詢問背後原因。

小貼士

- 如只是輕度受傷，休息幾日和冰敷通常就能令見效，如能保持不進一步受到刺激，通常就能恢復訓練。
- 如果出現重複性問題或難題，一個好的理療組合應該包括廣泛評估髖部，以調查為何髖屈肌受到額外的壓力。
- 採取廣泛的保守呵護還無法治癒持續疼痛的話，常常是因為得了關節炎。髖部向外或向內轉的能力下降是判斷線索之一。

何時停止訓練

- 建議在早期發現時便開始休息,如果問題頑固或一開始便處理失當,延長休息時間也許是避免疼痛的唯一辦法。

- 很多跑步者在發現此處疼痛之時已經歷了數月的訓練,一般情況下這令治療時間增加。即使痛楚和傷患沒有惡化,也該好好診斷一下。如有疼痛明顯或痛楚加劇,應停止訓練。繼續刺激肌腱會導致慢性肌腱炎出現疤痕,這是很難治癒的。有些療法可以會對治癒有所幫助,但某些療法仍存在風險,應謹慎考慮。

帶痛跑步、健步的後果

- 忽視痛楚、避免治療會加重損傷,產生抵抗型的長期問題。大多數情況下,有實力的運動員也許會休息至少一年才能回到受傷之前的狀態。

從腰部到臀部對折低處的臀肌疼痛

Butt Muscle Pain from the Waist to the Lower Fold in the Butt

臀肌疼痛和梨狀肌綜合症
Gluteal Pain and Piriformis Syndrome

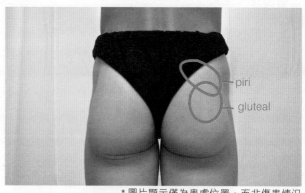

* 圖片顯示僅為患處位置，而非傷患情況

疼痛位置

- 這種"臀部裏的痛"可能位於腰部以下、臀肌對折和大腿背部會合處的地方。側面看，髖骨外部(大轉子)到尾錐骨的任何地方都有可能疼痛。

疼痛描述

- 常見疼痛是深處的隱隱作痛，有時還會向下延伸到大腿背部。起源於髖骨外部後面(大轉子），朝向臀部中段。極少發展為刺痛。

- 訓練中和訓練後會感到痛，坐着會惡化。
- 起初痛楚往往很輕微而且容易被忽略，慢慢會逐漸增加。如果沒有得到治療，每次鍛煉時就會擴展，斜坡跑和長距離跑步 / 健步會令情況惡化。
- 有時很難查明痛處，也許每天都會轉移一點點。
- 手指用力深深按壓在臀部會感到更加痛，搓揉和按摩能紓緩。
- 通過向內、向外翻轉腿部來伸展髖部，也許能紓緩或刺激疼痛。
- 另一種不同的痛處於腰部附近或者疼痛迅速轉移到大腿，有時會轉移到小腿。出現這些情況都應該去看醫生，檢查是不是背部或其他區域的神經有問題。疼痛也許來自脊柱，雖然背上可能毫無感覺。

生理結構簡介

- 很普遍的疼痛來自於臀肌肌羣的一塊或多塊肌肉組織。
- 此處有 6 塊小肌肉，常常很難查明起源是哪一塊 —— 這對治療來說沒必要。保守療法和以下所列的治療方式對所有肌羣都有效。
- 坐骨神經也經過這裏，其他肌肉緊張的時候，它也會受到刺激。
- 梨狀肌綜合症是臀部深處疼痛的統稱。儘管懷疑梨狀肌是最常見的疼痛來源，這點也很難證明。深層神經痛楚會散發，常常被認為是包括梨狀肌。梨狀肌和坐骨神經 (sciatic nerve) 以各種方式對坐在一起，令坐骨神經很容易被惡化。肌肉行動 (揉搓和拉緊) 會刺激坐骨神經產生神經疼痛。
- 如果疼痛出現在臀部上方、腰部以下幾英吋，尤其朝向外部半邊，則很有可能是臀部受傷，非典型性梨狀肌綜合症。
- 當你坐在堅硬的平面上 (坐骨結節)，如果疼痛在突出的骨頭上發生，疼痛通常是起源於大腿肌肉（膕繩肌和內收肌），而與此部分受傷無關。

- 如果疼痛顯得不尋常、強烈或在不合邏輯的原因下發生，建議你往求診。或許情況比你預期的更嚴重，必須詳細檢查。

成因

- 臀部重複向外翻轉是最常見的成因。當脛骨向外轉時，迫使膝蓋向外突出，這些肌肉就會受到壓力。這樣的情況常常發生在上坡、跑步過快以及步幅擴大的時候（不管是跑步還是健步）。即使移動是微小的，但個體也能感知變化正在發生。腳在踏地時，盆骨吸收了向外的扭曲或扭力，因為腿和腳鎖合在一起，觸碰地面。當足跟離開地面，小腿肌肉、髖部旋轉以及梨狀肌所產生的額外推力會將髖部向前推。以上任何部位都會變得酸痛和受傷。如上所說，斜坡跑步、步幅較長以及推進力較快會增加所需的額外推力，導致情況更加惡化。

- 久坐會刺激這些肌肉。

- 敏感的深層肌肉更加努力地工作時，較大的臀肌會很虛弱。

- 效率低下的跑步姿勢或對齊會增加刺激。向前旋轉的盆骨可能是成因之一，正如前面膕繩肌受傷章節所提到的。

- 過度內旋會令腳向內翻轉得更遠，腿部和髖部向內旋轉。這會令臀肌受到更大的拉力，雙腳在蹬地的時候重複外旋。如果過度內旋迫使膝蓋向內旋轉，臀肌就會因過度拉伸而受到刺激。

- 如果梨狀肌因重複使用而發炎、過度開發和擴張，或靠着坐骨神經過度拉伸，就有可能出現神經刺激（坐骨神經痛）。這會造成各種時不時延伸到腿部的痛症。

- 臀部上部的側面疼痛也有同樣的原因，但最常見的是因為臀部的夾緊或下垂（注意臀部下垂的程度是否低於站立時的水平）。

夾緊會發生在爬坡的時候，下垂則會發生在腿部長度不一、臀部肌肉薄弱的代償過程中，用較大的衝擊力觸碰地面也會發生下垂。衝擊力增大源於步幅過大，尤其在跑下坡路時 —— 説明腿著陸時，膝蓋是直立鎖合的，在這種情況下，臀部就會吸收本來常常由脛肌吸收的衝擊力（膝蓋稍微屈曲時）。

- 臀肌缺乏靈活性也是成因之一，但不太常見。有些研究顯示女性患此傷的幾率是男性的五倍，説明缺乏力量也是問題的一部分。此外，極度緊張也是成因之一，但中度肌肉緊張不如肌肉力量薄弱所造成的問題多。

- 許多人會有盆骨扭力或轉向的問題。原因有舊患、腿部長度不一的代償作用、不對稱的力量，有時還有遺傳問題。每種情況下，額外的壓力都被臀肌或深層肌肉吸收了。

療法

- 大多數運動員在此處都會體驗到短期的酸痛，不會引起重視，從過度運動中休息幾日通常就能治癒。如果沒有效果或持續出現問題，應該使用額外的治療方法，因這是深層受傷，恢復的時間會更長。如果表面有發炎，可用冰敷；如果發現肌肉腫脹，則可能神經受到刺激。大多數情形下，按摩往往很有用。檢查跑鞋，並確保跑鞋提供所需的穩定性可以控制／消除過度內旋，可考慮使用步態分析，注意跑步姿勢是否不規範。輕柔地伸展臀部也許有幫助，但仍要小心謹慎，因為髖關節內的脛骨同時向內、向外旋轉。作此練習時，請專業人士提供指引，不要因伸展或旋轉造成任何疼痛。

- 如果疼痛很頑固，可以考慮評估髖部，特別當疼痛向下或向上散射到下背部或尾椎骨。照 X 光有助於排除髖部、關節和背部的問題，如果神經痛是主要症狀，MRI 就會很有幫助。然而，這兩項對於診斷肌肉疼痛都不太有效。

- 物理治療對於此類問題是很有效的。評估背部、髖部位置、肌肉力量和靈活性、腿長不一以及相關原因所造成的虛弱，比如腹部力量等，對於將來的復健是很必要的。遇上更複雜的病例時，則需要檢查以上每一項的問題。手部療法也許很有用，同時還能有助伸直旋轉式盆骨。綜合 PT 項目能採用特別的按摩技術來改善肌肉功能和癒合，此外還能加強未受傷的臀肌。

- 極端病情可能要求骨科醫生進行注射，成效不一。最新證據顯示在某些情況下，注射 Botox 會令肌肉萎縮，緩解神經所受的壓力，減少肌肉的隨意和過度觸發，但是未知長期的效果。

小貼士

- 此類受傷可能是頑固型的。

- 初跑者可能會有這種問題，但有相當高比例的受害者均為有經驗的運動員，他們在加大運動量或改變跑步地形的時候出現這種問題。

- 有些女性患者在懷孕期間才會疼痛，分娩以後疼痛消失。

- 腿短的一側常常會體驗到"過度"疼痛，但疼痛縮短有時因為本身受傷（髖部旋轉）。物理治療師能判斷原因是否如此，抬升鞋跟也有治療功效。

- 如果坐着感到不舒服，可以購買特殊的緩衝坐墊。測試需要程度，可以一次在臀部下面擺放一個軟枕再坐上去。有時墊在臀部酸痛的一側是最舒服的，有時則是無痛的一側最好。

何時停止訓練

- 因為症狀在起初都很輕微，所以直到受傷進一步發展了，否則很容易忽視臀部受傷。即使受傷程度輕微可以忍受，休息也有幫助，但不要忽視它。使用上述所講的療法，直到症狀完全消失。如果疼痛加劇或者看起來沒有穩定得到改善，中斷幾日訓練。

- 如果疼痛依舊且更加痛苦了，需要一邊休息，一邊進行復健治療。

帶痛跑步、健步的後果

- 單次比賽或鍛煉也許是受傷原因。即使痛楚很強烈，也許幾日就能恢復。其他情況下，具有同樣的症狀，應該多加休息。用常識判斷往往是最安全的，也能完成輕鬆的跑步，跛行或嚴重的刺痛當然是立刻停止的訊號。
- 繼續訓練存在風險。如果已經確診並排除了其他疼痛的起因，跑步者有時就能在大幅減少每週里程和訓練強度時得到恢復。如果忽略了坐骨神經疼痛的徵兆，就有可能造成嚴重受傷，治癒過程也會大大延長。肌肉有可能會出現傷疤和纖維化，受傷的代償作用會導致更嚴重的受傷。

區域 6—背　部
The Back

背部下方的各種問題
Various Problems in the Lower Back

背部下方疼痛
Lower Back Pain

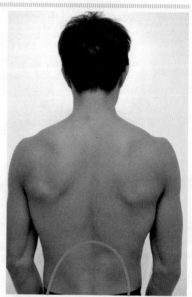

疼痛位置

* 圖片顯示僅為患處位置，而非傷患情況

- 腰部上方產生的各種疼痛（或沿着背部中線的任何位置），向下延伸到腰部以下的尾椎骨，疼痛有時也會蔓延到更遠的地方。

- 有時僅僅是腰部以上的下背部外部疼痛。

疼痛描述

- 背部下方外部可能會有隱隱作痛，肌肉內部也感到痛。艱苦和長距離跑步後以及斜坡跑步可能會出現這類疼痛，疼痛也許是單側或雙側。

- 背部有時會感到僵硬，其他時候會感到痛。疼痛像刺痛，或感覺像肌肉痙攣；痛楚有時還會被描述成深深的灼燒感。
- 鍛煉後有時會痛，又或日常活動時會痛。如果鍛煉的時候感到痛，即是說傷患變得更加嚴重了。
- 辛苦鍛煉後的第二天清晨第一次出現病症，會出現下床困難。

生理結構簡介

- 背部是很複雜的，很難診斷受傷時間。
- 很難確定是神經受到刺激抑或簡單的肌肉痛。
- 背外部的痛更有可能是肌肉問題。

成因

- 輕度的背部酸痛常見於辛苦鍛煉或更改跑步場地之後。
- 跑步姿勢也是常見的原因之一，膕繩肌章節所提到的盆骨旋轉也是激發輕度神經痛楚或肌肉痛的原因。
- 腿長不一和盆骨扭轉也是一個原因。
- 有相當多的人因為脊柱發生變化而令痛楚加劇，這有可能是關節炎。
- 肌肉力量薄弱，尤其腹部肌肉薄弱也容易導致疼痛。

療法

- 休息可以改善輕度肌肉痛，冰敷和按摩也有幫助。
- 如果疼痛更強烈或很頑固，看醫生。
- 照 X 光能判斷神經是否受損或脊柱形狀是否正常。它們常常並不代表結論，但往往能強調重要的問題。如果 X 光顯示基本正常，保守療法往往就能起作用。
- 只要不刺激到問題區域，可先從加強腹部開始。

- 評估鞋的穩定性，糾正步態。

- 儘早向醫生尋求幫助，不要等背部出現問題再找醫生。早期和準確的診斷能預防不必要的惡化和時間的浪費。背部受傷是很常見的，有許多治療方法。

- 強調手部技巧的物理治療往往也是最有益的。

- 特定加強訓練也許會有幫助，比如伸展（但一般來說不會伸展到背部）。伸展前向專家徵詢指導意見。

- 應該避免手術，除非數年的保守治療也毫無辦法。其他療法如注射等就更安全了。最好了解清楚為何手術是最佳／唯一選擇。

小貼士

- 對於輕度關節炎、輕度脊椎問題和重複出現的肌肉受傷，核心肌肉增強、正確的姿勢和跑鞋都能提供幫助。

- 許多在背部具有嚴重關節炎和損傷的跑步者可以通過使用跑—走—跑的方式進行無痛訓練。

- 因脊柱顯著變化而造成的頑固性問題，長時間練習瑜伽證實可以有效改善。但練習時要小心謹慎，應該聽取負責理療的物理治療師的意見。

- 許多人因背部有問題而不得不停止跑步，但有些人在進行全面復健的項目前便已停止訓練，就有可能消除疼痛。

何時停止訓練

- 背痛常常是一個逐漸惡化的過程。如果疼痛輕微並持續數日，小心降低運動里程再休息幾日就能消除症狀。若出現間歇性受傷和輕度症狀，可以繼續訓練。加強腹肌，並在跑步用品商店仔細檢查鞋的狀況並改善跑步姿勢。只要疼痛逐漸消失，就可以繼續訓練。

- 如果疼痛擴張或惡化了，停止訓練並尋求幫助。

帶痛跑步、健步的後果

- 鍛煉或比賽中產生輕度到中度疼痛是很普遍的，往往可以安全地完成全程。
- 任何令跑步困難的背疼，或者沒有跛行的健步都是停止訓練的合理原因。
- 即使可以帶痛繼續訓練，跛着行走也會導致意外而受傷。

其他問題
Other Issues

非處方藥物問題

Over-the-Counter Drug Issues

非類固醇消炎止痛藥（NSAID）

用於運動受傷

NSAIDS 在藥物分類上是我們所知道的非處方止痛藥，但還有一些處方類的相似藥物，如 Ibuprofen, Naproxen, Aspirin, Ketoprofen, Celecoxib, Piroxicam, Salsalate 和 Diclofenac 等，這些名字都是統稱而非品牌名稱。所以在不同品牌下，也有各種不同的版本（比如 Advil, Nuprin 和 Naprosyn）。

Acetaminophen，也稱為 Thlenol，藥物特徵不同，可以治療疼痛但不能預防發炎，所以並沒有包括在上面那一類；還有自然的止痛藥也沒有包括在其中，比如 Arnica。

多年以來，這些藥物都被推薦用於治療受傷。原理是受傷初期伴有發炎的情況。此過程由人體處理組織損傷創傷，包括釋放化學物質造成腫脹、疼痛，產生吸收創傷組織的細胞，增加血液流通等。假設這一過程是正常的，需要在真正的修復過程開始之前完成。假如人體本身超越了可以開始癒合的必要物質，就有益於縮短發炎的時間，將發炎面積縮小，從而加速治癒過程。

　　NSAIDS 能阻礙發炎的過程。儘管每種藥物的機制和效力都稍有不同，但是他們的主要任務都是防礙發炎繼續發生。疼痛會隨着炎症的消退而降低，如果目標只為減痛，我們認為是就是有益的。然而，有些優秀的研究卻令我們有所懷疑，因為研究顯示：使用 NSAIDS 會令骨骼受傷、手術創傷、連接骨骼的肌腱、肌腱以及肌肉的治癒過程變慢，研究也顯示減少肌肉在訓練中的反應，從而通過訓練使肌肉更強壯的過程也會變慢。

　　NSAIDS 的副作用有（即使只服用小劑量和短期服用也會發生）：胃潰瘍、逐漸上升的血壓、胃出血和腎臟問題；尤其當運動員在長跑中脫水時，還與嚴重的鈉問題有關係。

　　馬拉松跑步中的低鈉血症與馬拉松途中或之前攝取 NSAIDS 有直接關係。參加任何 3 小時以上的賽事之前或中途，建議不要服用這些藥物。

　　所以服用 NSAIDS 的好處是減少賽事中（儘管實際肌肉損傷已經減少）的痛楚和肌肉酸痛、降低賽事後的肌肉酸痛（但研究顯示恢復沒有加快，甚至慢了）；如果你身上有傷患而仍在訓練，若果傷處並沒發炎，則受傷加劇的危險性會較低。

　　在受傷時按照醫生的建議服用藥物當然能幫助治癒，但研究顯示其實不管跑步者和健步者是否有服藥，傷患都會自行痊癒，服藥好像對治癒沒大影響。即是說 NSAIDS 就像安慰劑（placebos）一樣，服用時傷患也已經在變好了。

　　現在治療這些常見傷痛的時候，建議避免使用 NSAIDS，儘管統計學上的風險很小，但它的實際效益並不明顯。如果因受傷而出現輕度到中度疼痛，可用其他的辦法減痛，又或將忍痛看成是一件好事，因為人體已在自癒中。如果痛楚劇烈而醫生選擇開藥（NSAIDS 不一定只用作止痛），還是跟醫生的建議吧。

　　至於其他醫療問題，我們的最佳建議是：從了解你病歷且希望你能長期跑步的醫生那獲得最佳建議。

物理療法

　　治療章節裏，使用了術語物理療法。這是對提供幾種醫療特色治療的描述。可以是手部療法加上特殊的按摩和移動範圍技巧，包括手部控制。其他模式包括超聲波、肌肉刺激、激光、刺激和非刺激的針灸以及其他形式的電療和磁療，此外，亦同時包括伸展、加強、平衡練習以及家用練習計劃公式化。

　　物理療法可以由從業人員也稱為物理治療師來實施，但也可由其他人來進行，例如脊醫、運動訓練師、足病診療師、護士和醫生（最常見的是骨科醫生和復健科醫生）。這些從業人員均大多數有醫療方面的執照。針灸的稱為針灸師，但也有其他職業同時受訓。有些專家會使用以上所有的療法，有的只專注於其中幾項。

　　了解專業名稱是重要的，但不如了解從業者的技術和經驗更重要。物理治療這一術語貫穿全書，用於描述療法—從業者並不是必要的。

Chapter 3

Jeff Galloway 的傷病預防工具

跑—走—跑™方法

"跑步中間加入健步間歇環節，可以讓你控制疲勞和對身體弱線造成的傷害。"

加入健步間歇環節可以讓患有嚴重傷病的跑步者繼續跑上幾十年。那些傷患會反覆發作，跑步者在使用跑—走—跑之後，都可以無傷地跑下去。總之，我從未見過任何訓練法在降低傷病率並且加速傷病恢復過程上比這個訓練法更加有效。

勞累前由跑轉為走

大部分的人，甚至包括受傷的人，在感覺到疲勞之前都可以行走幾英里，因為從生物工程的角度上來講，人類的身體構造是完全可以勝任幾個小時的步行的。跑步之所以更難，是因為你必須提升你的身體離開地面，然後還要吸收落回地面所產生的震動，這一過程循環往復，常識告訴我們由於不斷地使用肌肉、肌腱、關節等部位，會令它們疲勞而增加受傷機會，但如果在肌肉開始感到疲勞或磨損之前，轉跑為走的話，則可以使這些肌肉馬上進入恢復過程，從而提高身體可承受的運動量，減低對身體弱線造成的損傷。

使用合適的比例，在一天的運動中加入足夠的行走，可以幫助身體解除疲勞和壓力。經常感到疼痛的人，就不要固定跑步和行走的比例，當你感覺到壓力增大，就多走少跑。

"跑走結合方法非常簡單，跑一小段，然後步行休息，不斷重複。"

健步間歇

- 讓你在結束時保持對身體感覺的控制。
- 讓年長的和長距離的跑步者可以跑到任何他們想跑的里程，並且恢復得更快。

- 消除疲勞。
- 延後感到疲勞的極限。
- 在健步間歇環節中令安多酚得以積累 —— 你會感覺良好。
- 把長距離分解成為可以控制的單元（"再來兩分鐘"）。
- 身體迅速恢復。
- 降低疼痛和傷病的幾率。
- 讓你在運動後感覺良好 —— 跑步後可以繼續正常完成日常生活所需的活動。
- 每次運動都令你保持長距離跑步的耐力 —— 無痛。

較短且平緩的行走步幅

最好走慢點，步幅小一點。當跑步或行走的時候步幅太大，小腿會感到有些刺激。放鬆並享受行走過程。

怎樣保持健步間歇的時間間隔

有不少手錶或者計時器可以設定為蜂鳴或者震動，以便提醒開始健步間歇的時間，並且在下一次開始健步間歇的時候繼續蜂鳴或震動。

跑－走－跑的比例

在訓練了超過 25 萬名跑步者之後，我得出了以下的推薦比例：

每英里的配速	跑步時間	走路時間
7:00	4 分鐘	20 秒
7:30	4 分鐘	25 秒
8:00	4 分鐘	30 秒

每英里的配速	跑步時間	走路時間
8:30	4 分鐘	45 秒
9:00	4 分鐘	60 秒
9:30	3 分鐘	45 秒
10:00-11:30	3 分鐘	60 秒
11:30-13:00	2 分鐘 30 秒	60 秒
13:00-14:00	1 分鐘	1 分鐘 （或者跑 30 秒走 30 秒）
14:00-15:00	30 秒	30 秒
15:00-16:00	30 秒	60 秒
16:00-17:00	20 秒	40 秒
17:00-18:00	15 秒	45 秒

　　大致上來說，我發現對於年長的和長距離的跑步者而言，較短的跑步環節配以頻繁的健步間歇，可使他們獲益更多（即使健步間歇環節也很短）。

注意：當你處於受傷或者剛從養傷中恢復的過程中時，健步間歇時間最好比上表中推薦的更長一點。我有很多運動員都會在開始恢復的一兩周採用10秒的慢跑/50秒的健步間歇，然後逐漸提高為15秒慢跑/45秒健步間歇，20秒慢跑/40秒健步間歇，漸進式的縮短健步間歇的時間。這種方法能使他們的腳部、腿部、肌腱、肌肉等部位以平緩的方式來適應跑步運動。

合適的速度和跑－走－跑比例可以降低受傷風險

　　訓練中常犯的錯誤就是在比賽中或者一系列的速度訓練中，跑步速度過快，因此受傷。通過使用神奇 1 英里（簡稱 MM）的方法作為速度參照，你可以設定一個適合長跑的速度和跑－走－跑比例，從而大幅度降低對於身體弱線產生的壓力，並且幾乎可以完全消除這些關鍵部位受傷的風險。

　　MM 訓練法還可以告訴你在一個季度中的實際目標。許多因速度訓練而導致的傷患都是由於跑步者將目標定得過高，超過目前的能力。

　　使用 MM 訓練法時，你的訓練計劃表就不必再需要靠估測來評估跑步目標。我大部分關於訓練的書都有這類詳細的規劃，特別是這本《跑步 —— 一年的計劃》(RUNNING—A YEAR ROUND PLAN) 內詳述了 52 周的訓練安排，能助你在一年內訓練多達 4 個長距離跑步項目。

"神奇 1 英里"

　　這個一英里跑步的時間測試 (TT) 已經成為我最喜愛的一個評測工具，因為它非常容易並且準確。以下是測試的進行方式：

1. 找一條田徑跑道或能精測距離的道路。

2. 熱身：走 5 分鐘，然後跑 1 分鐘接着走 1 分鐘，最後慢跑 800 米（半英里或者跑道的兩圈）。

3. 做 4 組 50 碼加速跑來逐漸提升你的速度，不要像衝刺那麼快。

4. 走大概 2 分鐘。然後跑一圈 "神奇 1 英里"(MM)，從開始跑的時候開始計時，直到跑完四圈為止。

5. 在你跑第一圈 "MM" 時，不要一開始就全力跑，跑到第 2 圈之後才逐漸加速到你的速度。

6. 完成之後鬆鬆手腳，好讓身體逐漸緩和下來 (warm down)。

7. 學校的田徑賽道是最佳的場地。跑步機是出了名不準確的，顯示的數字通常比實際情況更遠或更快，故不建議使用。

8. 在每一圈 "MM" 時都適當地調整一下你的速度，每圈均比上一圈跑得快一點。到了第三或者第四圈時，大多數人的速度應趨近於他們能跑 4 圈的最快速度了。

9. 使用下面的公式來估算目標賽跑的預測時間。

10. 每英里加上 2-3 分鐘，來估算你的長跑速度 (3 分鐘更佳)。

估算公式

使用下面的公式來估測在一次全力以赴的長跑中，你潛在能達到的每英里速度。為了達到目標時間，以下是一些前提條件：

- 你完成了為達標而做必要的訓練——參照《跑步——全年計劃》(*Running – A Year Round Plan*)、《Galloway 的 5K/10K 跑》(*Galloway's 5K/10K Running*)、《半程馬拉松》(Half Marathon)，或者《跑步——自我測試》(*Running—Testing Yourself*) 中所提出訓練計劃。

- 沒有傷病。

- 均速跑。

- 跑步那天的天氣狀況完美，包括氣溫不高於 60 華氏度 (14 攝氏度)。

- 跑步路線不擁擠。

- 由於這是一個理想化的預測，實際情況下完成跑步的時間可能會每英里慢上 10-20 秒。

五公里：你的一英里跑時間加上 33 秒。

十公里：你的一英里跑時間乘以 1.15。

半程馬拉松：你的一英里跑時間乘以 1.2。

馬拉松：你的一英里跑時間乘以 1.3。

長跑速度：比馬拉松預測時間每英里慢 2-3 分鐘。

舉例：

一英里時間：10:00

五公里時間，加上 33 秒：五公里的預測時間就是 10:33

十公里時間， 10 x 1.15 = 11:30，即每英里耗時 11:30

半程馬拉松， 10 x 1.2 = 12:00，即每英里耗時 12:00

馬拉松， 10 x 1.3 = 13:00，即每英里耗時 13:00

長跑速度應該是每英里耗時 15-16 分鐘

"信念跳躍" 目標估算

為比賽目標（未來 4 到 6 個月）選擇一個比賽前估計還要快的時間是可以的。因為在賽前 3 到 6 個月就開始了，你期望通過速度訓練、長距離跑步和練習來改善成績。出於估算的目的，因為你希望 "跳躍" 到目標上，所以我建議改善程度不超過 5%。任何比賽初來乍到都應該跑到終點，第二次或第三次比賽的時候，再設立時間目標。

- 進行神奇 1 英里訓練。
- 如果已經按照目標距離訓練，使用上述方程式預測現在可以跑到的時間。
- 在練習中選擇改善程度（1-5%）。
- 減去 #2 的時間 —— 這就是你的目標時間。

注意：馬拉松裏，我常見到的最大進步是6個月以上訓練項目的30秒鐘一英里（13分鐘）。大多數的運動員能改善的時間為10分鐘或以下。那些試圖把目標超過預測方程式的人，往往因為要求快速練習的速度而將自己置於受傷的風險中。

注意：在我的書《跑步 —— 測試自己》中，包括通過5公里進行1英里的訓練計劃。通過馬拉松訓練5公里的時間表可以參照《跑步 —— 全年計劃》。半程馬拉松、5公里和10公里的時間表可以在《Galloway的跑步書，第二版》中找到。《馬拉松》和《半程馬拉松》裏有馬拉松和半程馬拉松的訓練時間表。

最終現實核查

用以上方法以評估自己的最佳時間,如果取得的時間比目標所定的慢,就調整目標。強烈建議在跑步的前三分之一部分,速度要比評估出來的時間慢 15-20 秒。

溫度上升時降低速度

當你在中度炎熱(60°F/14°C 以上)吃力運動時,體溫也會上升。大多數跑步者體內會上升 55°F/14°C,這時身體激發血液釋放到皮膚的毛細血管中,以降低體溫。同時,進入肌肉的血流會減少,氧氣也會減少。

炎熱天氣為長跑降低速度

氣溫在 55°F(12°C)以上時,身體會出現熱壓,大多數跑步者到 60°F 以上才會顯著降低速度。如果能儘早調整速度,就不用後來再一次降低很多速度。此表格的基準是 60°F 或 14°C。

60 到 64°F	比在 60°F 每英里所跑的時間慢 30 秒
14 到 16.5°C	比在 14°C 每千米所跑的時間慢 20 秒
65 到 69°F	比在 60°F 每英里所跑的時間慢 1 分鐘
17 到 19.5°C	比在 14°C 每千米所跑的時間慢 40 秒
70 到 74°F	比在 60°F 每英里所跑的時間慢 1 分 30 秒
20 到 22°C	比在 14°C 每千米所跑的時間慢 1 分鐘

75 到 79˚F	比在 60˚F 每英里所跑的時間慢 2 分鐘
22.5 到 25˚C	比在 14˚C 每千米所跑的時間慢 1 分 20 秒
80˚F 或 25˚C 以上	小心謹慎，採取額外的預防措施避免暑病。 或：室內運動，或：在有空調的地方跑

選擇最適合的鞋

我所能給予的最佳建議就是 —— 獲得最佳建議。如果你居住的區域附近有跑步用品專業店，就去那裏請經驗豐富的跑鞋專給予寶貴的建議。以下是一些幫助小貼士：

看看你穿的最破舊的跑鞋或健步鞋的穿着類型。使用下面的指導方法幫助你從以下其中一類選擇 3 雙鞋，進行對比：

鬆軟、下垂的雙腳，鞋子能看出穿着痕跡，尤其位於前腳掌內側。

如果你的鞋子能清楚顯露出被穿着過痕跡，而你也常有腳疼或膝蓋疼，選擇一雙緩衝最小或改穿移動控制所設計的鞋。

過度內旋的腳？

這種腳型往往在鞋的前腳內側有很明顯的穿着痕跡。如果膝蓋和髖部疼痛，找一雙"架構明顯"或移動控制能力強的鞋。如果沒有疼痛，可看看前腳掌緩衝不太多的中性鞋。

僵硬？

如果鞋的前腳外部有磨損痕跡、內部無磨損，腳可能是僵硬的。為自己在跑步和健步的時候，選擇一雙緩衝性強和足夠靈活的鞋。

選擇以舒適為主，不要只注意鞋盒上的鞋碼。

大多數人穿着的跑鞋比日常逛街所穿的鞋大大約 2 碼。比如，我穿 10 碼的街鞋逛街，跑步時所穿的跑鞋是 12 碼。以開放的態度選擇盡可能舒適的鞋 —— 不管你在跑鞋鞋盒上看到的號碼是甚麼。

腳趾需要額外空間：

腳在白天的時候很易腫脹，所以試鞋的最佳時間是午後。試穿過程中站立的時候，確定鞋內的腳趾區域有多少額外空間。注意雙腳長度，預留至少半英吋的空間。

無法判斷……有沒有隱隱作痛或疼痛？

選擇中性或緩衝力及支撐力中度的鞋。

1. 摒棄至少需要 30 分鐘才能選擇新鞋的原則，因為你可以比較 3 個備選對象。
2. 分別穿着不同的鞋在平地上跑步和健步，以便進行比較。如果腳有軟趴趴的情況（floppy foot），確定鞋子有足夠的支撐力。
3. 選一雙穿起來感覺自然的鞋，讓腳在跑步時不會感到壓力或不適。如跑步者需要在跑步時控制動作，則可選擇支撐力較好的跑鞋。
4. 儘量花些時間來作出考慮。
5. 如果商店職員不許你穿着新鞋在商店裏跑步，換另一家吧。

寬度問題

- 跑鞋比逛街鞋要稍微寬一點。
- 如果腳比較窄，將鞋帶綁緊的程度調整一下。
- 鞋帶不應該綁得太緊，因為腳在跑步和步行中會變腫。天氣炎熱的時候，一般跑步者會穿大 1.5 碼的鞋。

- 一般來說，跑鞋的設計可以應付一定程度因穿多幾次而變鬆的問題。但如果鞋鬆的時候得了水泡，就綁緊鞋帶吧。
- 有些鞋子的公司是以鞋的寬度來給客人選擇的。
- 當你踏地時，若腳翻轉到鞋的邊緣，說明鞋太窄了。

女士用鞋

女鞋一般都比男鞋稍微窄一些，鞋跟往往也更小。主要的跑鞋品牌質量相當（男鞋型 vs 女鞋型）。約有 25% 的女性在試穿男鞋時感覺更舒適，這種情況通常出現在女性發現自己需穿着大碼鞋時出現，好的專門店會幫助你作出選擇。

適應新鞋

- 穿着新鞋圍繞着房間一週每天走路 1 小時以上。如果穿着鞋在地毯上行走還是感覺不舒服，就要去商店換鞋。但留意如果鞋子已有磨損或污漬，極少商店會願意將它回收。
- 大多數情況下，你會覺得穿着新鞋的腳非常舒適，可以馬上跑步。但最好還是穿着新鞋繼續走路，逐漸令雙腳配合足弓、足跟、關節等，作出一些調整。如果你穿着新鞋太早跑步，可能會造成水泡。
- 走路時並未出現摩擦的問題，可以穿着新鞋在 2 到 4 天內逐漸增加走路的運動量。
- 首次跑步應先以新鞋跑半英里，再換上舊鞋繼續跑步。
- 每次將使用新鞋的跑步距離拉長，共 3－4 次。這樣，就會逐漸適應新鞋了。

如何判斷何時應該更換新鞋？

1. 當你成功穿着新鞋 3 到 4 週時，再買一雙型號、做工和鞋碼一模一樣的鞋。原因在於：製鞋公司常常每 6–8 個月便大規模地更改鞋型或停產某種鞋 (即使擁有成功的市場)。

2. 穿着新鞋在房間內走幾日。

3. 適應新鞋後，週跑中第一次穿着新鞋先跑半英里 (鞋適應日)，然後再換上已經徹底適應的舊鞋。

4. 在這週比較新鞋及舊鞋時，逐漸增加穿新鞋跑步的次數。

5. 幾週以後，你就會發現新鞋比舊鞋的彈力大。

6. 舊鞋無法提供所需的支持時，換新鞋。

7. 開始適應第三雙鞋。